傅山医学补遗

清·傅山 辑录

李树德 校考

李文涵 整理

山西出版传媒集团

山西科学技术出版社

太原

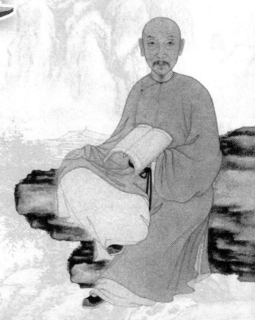

作者简介

　　李树德，主任医师，1939年生，山西省沁县人，毕业于北京中医药大学，1957年于山西省中医研究院参加工作，1961年加入中国共产党。历任山西省卫生厅政治处和办公室秘书，中医处副处长，山西中医学会秘书长，山西中医学院筹备处副主任，山西中医药大学图书馆馆长，中医系党总支书记、副主任，2000年退休。

　　1982年在山西省卫生厅中医处任职期间，参与论证、报批山西中医学院筹建项目；参与《山西中医》杂志创刊工作并担任编审；被聘为《山西中医药》杂志顾问、万荣县中医院顾问。

　　曾发表多篇学术论文，其中《也谈＜傅青主女科＞和陈士铎＜辨证录＞——与贾得道先生的商榷》一文获得国家级学术研讨会特等奖。

整理说明

　　傅山（1606—1684），明清之际书法家、医学家。初名鼎臣，字青竹，改字青主，又有真山、浊翁、石人等别名，山西太原人。傅山于学经史之外，兼通先秦诸子，可以称为识通古今、精研方书的清一代名儒。尤长于书画医学，著有《霜红龛集》《傅青主女科》《傅青主男科》等传世之作，在当时有"医圣"之名。

　　傅山推崇老庄之学，尤重庄学，自称为老庄之徒。他对老庄的"道法自然""无为而治""泰初有无""隐而不隐"等命题，都做了认真的研究与阐发。经傅山亲手笔录整理的道教医学著作有四种：《丹亭真人卢祖师养真秘笈》（署太原傅山青主录，有礼亭考证记）；《丹亭悟真篇》（署太原傅山青主录）；《傅青主丹亭真人问答集》（署太原傅山青主纂，有天笃老人石舟题字并序）；《丹亭真人卢祖师玄谈》（署太原傅山青主手录秘本）。这四种图书均为孤本，现藏于台湾省图书馆。本书以台湾各馆藏本的复印件为底本进行了整理，并将傅山拳法演变而来的《子午太极拳》

拳谱、歌诀，以及《傅拳图》五十七宗收录于后。其中《子午太极拳》拳谱和歌诀，以及《傅拳图》五十七宗以1988年山西人民出版社印行本为底本。

兹将本次整理方法简要说明如下：

1.本书整理方式采用"以善为主"法。

2.依据原文文义、医理及意群划分段落，将原文竖排改横排，繁体改简体，标点符号按现代汉语规范进行添加。

3.原书中大量宗教意识浓厚的内容与医学相关性不大，不予收录。

4.繁体字。繁体字改简体字以《现代汉语词典》为准，不使用类推简化的方法造字。

5.原书中明显的错别字及通假字、异体字、古今字已修改，不再出注。

6.由于当时主客观条件的局限性，书中包含许多带有封建迷信色彩的内容，如"转女成男……""小儿指月生疮"等，为了保持该书原貌，未做改动。希望广大读者善于分析，善于研究，吸收其精华，摒弃其糟粕。

见此图标 🔲🔲 微信扫码

获取傅山资讯，品古今中医绝学

对于傅山先生医学著作的考证任务，由山西省政府1961 年立项，郑林副省长下达给原山西省中医研究所（现山西省中医院）何高民副所长，笔者为何老师的唯一助手。1983 年卫生部安排中医古籍整理工作，关于傅山先生医学著作的整理任务，下达给山西。当时笔者正在山西省卫生厅主持中医工作，承接后即协同何老师继续深入考证，先后确认了傅山先生不仅有《大小诸证方论》，还有《傅氏家抄医学抄本》医学著作等。在省部相关领导和何老师先后去世的情况下，对傅山先生医学著作的考证任务，落在笔者身上。

2000 年笔者退休，回顾几十年的考证历程，退休后集中精力做傅山先生医学著作的考证义不容辞。对照傅山先生亲手写的行医招帖介绍，傅山先生不仅对男女科，而且对内、外、儿、五官科等均很擅长。

傅山先生当时在北方是家喻户晓的医家，被时人尊称为"医圣"，陈士铎是浙江绍兴很有医学素养的医家，二人虽南北远隔，但是志同道合，皆是民族气节高尚者。傅山先生晚年被康熙帝强抬进京应"博学宏词科"，却远住玉河之南一寺庙中拒不拜应，先后滞留近半年，随时可能面临死亡。傅山先生知识渊博，尤精于医，几十年的医学经验若被淹没，定将十分惋惜，故才有陈士铎临危受命，"激于义烈，奋不顾身"，赴京获得傅山的倾心悉传，因有济世价值，须尽快传世，但以傅山实名刊行，显然不行，陈士铎只好采取托仙手法，七部托仙医著才得以早日刊行。在笔者考证清楚陈士铎的隐术技巧后，才确认陈士铎的托名仙授七部医著，实质该属傅山先生亲传无疑，物归原主，理所应当，这样和傅山先生亲书行医招帖注明自己的医学所长就吻合了。笔者于2014年在北京科学技术出版社正式出版《傅山医学全集》，2017年再版。2020年10月26日，书面向山西省主要领导做了任务完成的工作汇报。历经六十年，对傅山医学的考证任务基本完成。

　　笔者有幸从国家图书馆处获悉，在《道藏》丛书中，发现了"太原傅山青主手录明注的道教医学著作四册，属导引吐纳功法医作，傅山先生对吐纳功法的修炼本有很高的造诣，这在其遗作《霜红龛集》中有多处记载，其医著《本草新编》十剂补法中的第三剂补法突出加注"补法不尽于四者，我增一法，行吐纳以生神焉"，在《石室秘录》十七论的第四论，专论四季行吐纳功法以育阴养阳。

由此，傅山将养浩生所记导引吐纳功法记录转录，就很正常了。吐纳功法的修炼也是我国传统医学的一部分，把其补入傅山医学著作，也就更完整了。

国家提倡医养结合以健身延年，吐纳功法修炼是一种便民方法。吐纳导引周天功是一种遵循自然界气候变化并结合人脑（引导吐纳著作中称为泥丸）及人体其他脏腑生理特点以炼气养神，修身延年的养生方法。傅山认为，多思积德行善，少存恶念、邪念，才有可能益寿延年。

人在日常生活中，或因内伤，或因外邪，或因情志等因素，往往会出现气机运行结滞的情况，这时就需要手足运动配合导引，借助吐纳功法的动功导引，以使人体气机周流畅达，而这也是傅山先生创编《朝阳拳》的原因之一。"动静结合，内外双修"是傅山导引吐纳功法的重要特点。

傅山手录著作中隐语、喻词、生僻字很多，为方便学者习练，故做注释，但因笔者学识水平和年龄所限，其中或有误漏之处，还请读者多加参详考究。而于本书之学术特点、学术价值研究，亦留待后来学者完成。

本次校考，承蒙国家图书馆，以及友人樊改英、张爱华、李军、李文涵等人的大力支持，顺致衷心感谢。

李树德于太原家中

2021 年 4 月

微信扫码

获取傅山资讯
品古今中医绝学

本书配套

电子书拓展

《傅青主女科》
电子书带你轻便阅读

中医学解析

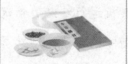

跟着名师，研究
历代名医学术思想

傅山艺术集

艺术作品鉴赏，探索
傅山医学之外的成就

本书工具 ▶ 阅读笔记本：边读边记录，写下你的读书心得

扫码添加中医交流群

目 录

傅山吐纳功法考证 / 01

傅山手录吐纳功法 / 05

　　一、《丹亭真人卢祖师养真秘笈》 / 07

　　二、《丹亭悟真篇》 / 53

　　三、《傅青主丹亭真人问答集》 / 81

　　四、《丹亭真人卢祖师玄谈》 / 106

傅山拳法与导引功法考证 / 163

　　一、《子午太极拳》八十一式拳谱 / 167

　　二、《子午太极拳》歌诀 / 170

　　三、《傅拳图》五十七宗 / 173

傅山吐纳功法考证

傅山先生不仅在吐纳养生功法上有高深的造诣，在动功拳法上也是出类拔萃的高手，不失为动静结合、内外双修的一代宗师。研究学习傅山先生的吐纳导引功法，对我们健身延年无疑是有好处的。

对于傅山先生吐纳功法修炼的记载有很多，在其遗著《霜红龛集》中屡见不鲜，在笔者所辑的《傅山医学全集》中也随处可见。如《石室秘录》十七论的第五论中，即论述了四季如何用吐纳功法育阴养阳，在《本草新编》十剂论的第三剂补法中，突出加注"补法不尽于四者，我增一法，行吐纳以生神焉"。在《霜红龛集》年谱中，列举了"有劳瘵者，教之胎息，不三月而愈"的临床实例。那么傅山在遇见《丹亭真人传道密集序》记录的导引吐纳功法修炼专著时进行转录就可以理解了。四册专著各有侧重：第一册主讲调息，第二册主讲大小周天功法导引，第三册主讲培养人体神气之根本的功法，第四册则讲吐纳功法对四十种常见病及疑难杂症的调治。同时，傅山也承认有吐纳功法不治之绝症。看来傅山对丹亭真人卢祖师是很敬重的，故称之为师。

傅山三十七岁（崇祯十五年）时，正式拜寿阳五峰山龙池观龙门派第五代传人郭静中为师，成为该派第六代传人。据《寿阳县志》载："郭静中，河南修武人……小时梦驱龙行雨，长大厌世，弃家到陕西华阴遇异人，遂拜师。该于书无不通，尤精于《易》，明神宗封雨师，赐以印剑紫衣，住五峰山龙池观。"据《少室山房杂记》载："丹亭，济源人，博学能文，究而穷道，尤深于炉鼎铅汞长生不老之术，变化性命，神化无方之诀，好游名山洞府，行止无定，来时自来，去时自去，忘生老病死，无往而不自在逍遥也。"据《青城秘录》载："真人久隐庐山，足迹遍五岳，曾一度至青城峨眉……其先世卢敖……皆天府中仙人也。"并云："代有祖传仙籍秘书，擅吐纳导引之术，能变化形骸，行气有主，尤精医道，有起死回生之妙手……是以丹亭真人为道门隐仙派中人。"

鉴于此，可得出以下结论：

1. 郭静中与丹亭真人卢祖师应是两个人，不是同一人。

2. 两人一是龙门派，一是隐仙派，一北一南，派别不一。

3. 两人祖籍不同，虽都在豫北，一属东边修武，一在西边的济源。

4. 郭静中是明神宗封的"雨师","雨""两"不可混用。

5. 傅山先生尊丹亭真人卢祖师为师，称师不等于拜师，应是对尊者称呼的惯例。

古代道教入道手续很严格，根据"道贵师承"规定，"拜师入道时，必须要有两师介绍，并接受誓戒，拜三师（度师、保举师、监度师），然后才传与度世之法，谓之传度。入道之初，必先受持五戒，而学者必须恪守九真妙戒，即初、念、持、保、守、成、悟、得、登……还必须精读《黄帝阴符经》、老子《道德经》、太上之《黄庭经》、庄子之《南华经》、关尹子之《文始真经》，尤以《道德经》为道家尊奉的修炼中心"。傅山先生遗作很多，却没有一点儿流露拜丹亭真人卢祖师为师的痕迹。这就要问了，傅山手录的《丹亭真人卢祖师养真秘笈》从何而得呢？这只能是推断，郭静中与丹亭真人虽非一派，却是同期修道有成的名人，互有交往不是不可能，郭静中极有可能或交流或拜读得丹亭真人此秘笈。这从萧天石四册作序可以推断："斯编由丹亭卢祖师门人养浩生所记，明遗老太原傅山青主手录之真迹。"又说："斯篇得邀先生亲为手录。"这不也就说明傅山手录实际是对养浩生所记书稿的转录吗？此从郭静中老师处获得，虽是推断，却更合理。

6. 对于傅山先生生辰年确认问题，在此赘述一下。因现在社会上引用杂乱，一说 1606 年，一说 1607 年，山西大学郝树候先生对此曾作专论辨之，在其《傅山传》有载，论据可信，笔者诚信 1606 年为妥。因篇幅问题，不作赘引，有兴趣者可专阅之。

扫码领取
- 电子书拓展
- 中医学解析
- 傅山书法册
- 傅山画作集

傅山手录吐纳功法

一、《丹亭真人卢祖师养真秘笈》

太原傅山青主录

总论

养浩生曰：延年妙法，弟子既得闻教矣，尝闻上古真师云：铅[①]汞不结，虽延年千禩，终属窑头土坯。未知何者为铅？何者为汞？又有何方铅汞，方能得结？哀叩真师不厌琐琐，再将至大法，细相垂示，则顽铁成金，凡鸟成凤，端赖之于兹矣。

真人曰：此际功夫，非同小术，乃脱假成真，无极大道也。故得此道者，非旁门可入，非杂类可成，惟此一神一气而已。盖气即铅也，神即汞也。欲死此汞，先死此铅，

---

① 铅：原文为"召"，根据文意改，下同。

铅死则汞死，铅汞皆死，则炼作一团，方臻妙境。譬之外丹，然初须采得铅中一点真气，日养月炼，铅气既足，汞见立干。今须与子剖破藩篱，人自肇形以来，本是一点真气，而气之妙用不穷，变化不测处，即神也。知生此形者是气，则化此形者气也。躯畏此气死，真修恶此气生。气死，则有形者不能运转；气生，则无形者不能运化。所以必先死此气，此气既死，则气之妙用不穷、变化不测者，亦因之而死也。神气死作一团，则此身一太虚也。此身既太虚，则四大皆我形，六虚皆我体，所以圣人曰：与天地参也成真，所以然之妙毕之期矣。

养浩生曰：成真之道，功在于气固矣，然下手处，端在何处？

真人曰：此气所以难得，死者以有呼吸之气泄之也。下手处，必须数此呼吸之数，既知数息，便要调息，既知调息，便要闭息，既知闭息，便要住息，以至踵胎息。胎息方求入无胎息的境地，以跻圣域。

养浩生曰：敢求诸息功夫，有何分别？

真人曰：安得无别？数息者，数此出入息，不过鼻头上功夫也。调息者，调此气息以出入于藏息之处也。工渐加于内也，闭息虽亦内观妙谛，然无不持守之迹。住息，则觉有安之意焉。踵息，则不止安闲其中，若有物焉，其旨若有精焉。故曰：真人之息，以踵者此也。胎息，则息若成胎，不出不入，神与气住矣。必至无胎息，则不知有气，安知有神？浑然中处，而神通变化肇于此矣。

数息第一

总论

养浩生曰：敢问数息之时，有何作用？

真人曰：此处要知周天息数卦爻，方辨①呼吸之理，更宜知呼吸中有点真气，呼吸之处，外郭内脏，一一详明，方为真之下手。

周天数息卦爻法

养浩生曰：敢问数息之方？

真人曰：谨按上古真师周天数息，每月除乾坤为鼎器，坎离为药物，外六十卦，每日二卦。子后一卦，午后一卦，每阳爻三十六息，阴爻二十四息，依爻数息，不可一毫逾

① 辨：原文为"辩"，据文意改。

越，则此气不致猖獗。每数一爻毕，则内想此气自尾闾夹脊上升玉枕、泥丸，入口化为甘津，咽下重楼，送入中宫，略抑一二息，再数二爻，余爻皆同。今将逐日卦爻息数开后。

子后

初一 **复** 二十四息 二十四息 二十四息 二十四息 二十四息 三十六息

姤 三十六息 三十六息 三十六息 三十六息 三十六息 二十四息

初二 **颐** 三十六息 二十四息 二十四息 二十四息 二十四息 三十六息

大过 二十四息 三十六息 三十六息 三十六息 三十六息 二十四息

初三 **屯** 二十四息 三十六息 二十四息 二十四息 二十四息、三十六息

鼎 三十六息 二十四息 三十六息 三十六息 三十六息 二十四息

初四 **益** 三十六息 三十六息 二十四息 二十四息 二十四息 三十六息

恒 二十四息 二十四息 三十六息 三十六息 三十六息 二十四息

初五 震　二十四息　二十四息　三十六息　二十四息
二十四息　三十六息

巽　三十六息　三十六息　二十四息　三十六息
三十六息　二十四息

初六 噬嗑　三十六息　二十四息　三十六息　二十四
息　二十四息　三十六息

井　二十四息　三十六息　二十四息　三十六息
三十六息　二十四息

初七 随　二十四息　三十六息　三十六息　二十四息
二十四息　三十六息

蛊　三十六息　二十四息　二十四息　三十六息
三十六息　二十四息

初八 无妄　三十六息　三十六息　三十六息　二十四
息　二十四息　三十六息

升　二十四息　二十四息　二十四息　三十六息
三十六息　二十四息

初九 明夷　二十四息　二十四息　二十四息　三十六
息　二十四息　三十六息

讼　三十六息　三十六息　三十六息　二十四息
三十六息　二十四息

初十 贲　三十六息　二十四息　二十四息　三十六息

二十四息　三十六息

　　困　二十四息　三十六息　三十六息　二十四息
三十六息　二十四息

　　十一 既济　二十四息　三十六息　二十四息　三十六
良　二十四息　三十六息

　　未济　三十六息　二十四息　三十六息　二十四息
三十六息　二十四息

　　十二 家人　三十六息　三十六息　二十四息　三十六
息　二十四息　三十六息

　　解　二十四息　二十四息　三十六息　二十四息
三十六息　二十四息

　　十三 丰　二十四息　二十四息　三十六息　三十六息
二十四息　三十六息

　　涣　三十六息　三十六息　二十四息　二十四息
三十六息　二十四息

　　十四 革　二十四息　三十六息　三十六息　三十六息
二十四息　三十六息

　　蒙　三十六息　二十四息　二十四息　二十四息
三十六息　二十四息

　　十五 同人　三十六息　三十六息　三十六息　三十
息　二十四息　三十六息

师　二十四息　二十四息　二十四息　二十四息
三十六息　二十四息

十六 临　二十四息　二十四息　二十四息　二十四息
三十六息　三十六息

遁　三十六息　三十六息　三十六息　三十六息
二十四息　二十四息

十七 损　三十六息　二十四息　二十四息　二十四息
三十六息　三十六息

咸　二十四息　三十六息　三十六息　三十六息
二十四息　二十四息

十八 节　二十四息　三十六息　二十四息　二十四息
三十六息　三十六息

旅　三十六息　二十四息　三十六息　三十六息
二十四息　二十四息

十九 中孚　三十六息　三十六息　二十四息　二十
息　三十六息　三十六息

小过　二十四息　二十四息　三十六息　三十六息
二十四息　二十四息

二十 归妹　二十四息　二十四息　三十六息　二十
息　三十六息　三十六息

渐　三十六息　三十六息　二十四息　三十六息

二十四息　二十四息

二十一 **暌** 三十六息　二十四息　三十六息　二十四息　三十六息　三十六息

骞 二十四息　三十六息　二十四息　三十六息　二十四息　二十四息

二十二 **兑** 二十四息　三十六息　三十六息　二十四息　三十六息　三十六息

艮 三十六息　二十四息　二十四息　三十六息　二十四息　二十四息

二十三 **履** 三十六息　三十六息　三十六息　二十四息　三十六息　三十六息

谦 二十四息　二十四息　二十四息　三十六息　二十四息　二十四息

二十四 **泰** 二十四息　二十四息　二十四息　三十六息　三十六息　三十六息

否 三十六息　三十六息　三十六息　二十四息　二十四息　二十四息

二十五 **大畜** 三十六息　二十四息　二十四息　三十六息　三十六息　三十六息

萃 二十四息　三十六息　三十六息　二十四息　二十四息　二十四息

二十六 **需** 二十四息 三十六息 二十四息 三十六息 三十六息 三十六息

晋 三十六息 二十四息 三十六息 二十四息 二十四息 二十四息

二十七 **小畜** 三十六息 三十六息 二十四息 三十六息 三十六息 三十六息

豫 二十四息 二十四息 三十六息 二十四息 二十四息 二十四息

二十八 **大壮** 二十四息 二十四息 三十六息 三十六息 三十六息 三十六息

观 三十六息 三十六息 二十四息 二十四息 二十四息 二十四息

二十九 **大有** 三十六息 二十四息 三十六息 三十六息 三十六息 三十六息

比 二十四息 三十六息 二十四息 二十四息 二十四息 二十四息

三十 **夬** 二十四息 三十六息 三十六息 三十六息 三十六息 三十六息

剥 三十六息 二十四息 二十四息 二十四息 二十四息 二十四息

上六十卦，共三十日，倘遇月小之日，则以夬继初一辰、巳、午、未四时，余八时行本日卦。剥卦继十五辰、巳、午、未四时，余八时行本日卦。

养浩生曰：如此数息，多少日程？

真人曰：无甚日程，直要此呼吸之气出入不爽，进退不急，大约亦须一月，方为绝妙呼吸论。

养浩生曰：此呼吸之气，果有何妙而顾数之？

真人曰：夫呼吸者，一出一入之息也，即一升一降之气也，在外为出入，在内为升降，一吸为进为升，一呼为出为降。人自漏初，下至漏终，共一万三千五百息，一呼脉行三寸，一吸脉行三寸，一日气脉共行一百八十丈。所以医家察人寒热，亦以息数多寡辨之，故调此呼吸，则六腑可以宣通，百脉可以顺邕，虽是后天，然先天之真气，亦在于兹而寄之焉。《黄庭经》云：嘘[①]吸庐外，出入丹田，此外呼吸也。古师云：真就真人呼吸处，故教姹女往来飞[②]，此内呼吸也。盖外呼吸，为入道之基；内呼吸，为修道之本。外呼吸不可废之于初，内呼吸不可缺之于后。故无此外呼吸则升不能升，降不能降，既无升降，则无运用，从何下手？故呼吸之际，为入道者第一关也。子其辨之。

---

① 嘘：原无此字，据《黄庭经》补入。

② 只就真人呼吸处，故教姹女往来飞：原作"真就真人呼吸处，姹女往来飞"，据《五柳天仙法脉》改。

真气辨

养浩生曰：呼吸既属后天，则先天之真气，岂又有一种乎？

真人曰：然。呼吸虽属修行第一关，使修行者止于鼻头作功夫，则又拙也。要知未有此身之先，而我之身且无所着，何况呼吸此无所着处，正是真我，人要究此真我，寄于何所，来自何方，不过杳冥一气而已。此杳冥一气，即道之精也。故曰：至道之精，杳杳冥冥。夫杳冥之气，方是真气，无此真气，虽能运动，止是凡躯，不名圣体，子其辨之。

所以呼吸之处论

养浩生曰：此呼吸虽出入于鼻，然所以呼吸之处，端在何处？

真人曰：所以呼吸之处，中宫也，此处原法象天地，天之至极处，抵地之至极处，共八万四千里，而人物之生育，则八万四千里之一万二千里焉。人身之形体，亦复如是。心若天也，肾若地也。自心之至极处，以至肾之至极处，共八寸四分，而神气之盘结，则在八寸四分中之一寸二分焉，此个去处，在心之下，肾之上，肝之右，肺之左，中有一窍，其色甚黄，外分八窍。故吾旌阳老祖曰：中黄，八柱是也。前后二窍，以象乾、坤。上者，自心以通泥丸；下者，自肾以彻涌泉。旁六窍以象坎、离、震、兑、巽、艮，通于六腑，一身之气，皆萃于此，如水之朝东焉。人之积气，必积于此。盖气于此积胎，于此结真，长胎住息之真去处也。

外郭论

养浩生曰：何谓外郭？

真人曰：外郭者，人之凡躯也。此身支节虽多，原系一道血脉包络，节节相通，脉之根蒂，虽内通脏腑，要知脉之经由处，方为知气脉之全，乃可以称道，不然徒育生耳。

于坐时，自大指次指端上阳溪两筋至督大椎，行颈入齿缝，夹口吻，交人中，夹鼻孔，诸跳动，乃中宫气由大肠肺经而出。

于坐时，自鼻两旁上，左右交额，绕唇交承浆，过督下膝，入足中指。诸脉跳动者，乃中宫气由胃经而出。

于坐时，自足大指上股入腹，至中下脘①，历胸挟咽连舌，诸脉跳动，乃中宫气由脾经而出。

---

① 脘：原文为"腕"，据文意改，下同。

于坐时，自小指端出腕，与踝出肘，循肩会督大椎，分左右下腋，过上脘、中脘，循颈至目角入耳，诸脉跳动者，乃中宫气由小肠而出。

于坐时，起于目内眦，过督分左右，一支由玉枕下顶抵大推，而下一支由腰贯臀背至足小指，诸脉跳动者，乃中宫气由膀胱而出。

于坐时，自足小指下涌泉，至督注盲俞下任，复上喉，又复下绕心，诸脉跳动，乃中宫气由肾经而出。

于坐时，自胸下膈，出胁降腋，循臂入掌中，复循小指次指，诸脉跳动，乃中宫气由心包络而出。

于坐时，自小指出次指，循臂外贯肘上肩，交膻中，绕下膈挟耳过督大椎，诸脉跳动，乃中宫气由三焦而出。

于坐时，自目外眦抵头，循发际外，折下耳后，循颈出督大椎以至膝抵足小指，诸脉跳动，乃中宫气由胆经而出。

于坐时，自足大指循足跗贯膝绕阴器，会任循喉，连目系，下颊交唇，诸脉跳动，乃中宫气由肝经而出。此际皆由中宫气满，传达各经，各经气足，流通各脉。一脉流动，则是本经气足，倘于坐时，有不跳动之脉，必其本经气不足也，子其识之。

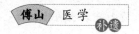

内脏郭解

养浩生曰： 敢问何谓内郭?

真人曰： 夫内脏郭者，盖以五脏为中庭之郭也。人身脏腑内景，各有区别，参稽古论，述此详解。凡人咽、喉二窍，同出一脘，异途施化，喉在前，主出纳，咽在后，主吞咽。喉系坚空，连接肺本，为气息之路，呼吸出入，下通心肝之窍，以激诸脉，为[①]行气之巨海。咽系柔空，下接胃本，为饮食同路，水食同下，并归胃中，乃水谷之海也。二道并行，各不相犯。盖饮食必历气口而下，气口有形，谓之会厌。凡饮食当咽，会厌即垂，厥口乃闭，故水谷下咽，了不相犯。语言呼吸，则会厌开张。当食言语，则水谷秉气送下喉脘，遂剌而咳也。喉之下，有肺两叶，白莹谓之华盖，以覆诸脏，虚如蜂窠，下无透窍，故吸之则满，呼之则虚，一呼一吸，消息自然，无有穷已，乃清浊之交运，人身之橐龠也。肺之下有心，心有系络，上属于肺，肺受清气，下乃灌注，外有包络，裹赤黄脂，其象尖长圆扁，其色黑赤黄青，其中窍数，多寡各异，上通于舌，旁有系一脉，下连于肾而注气焉。心之下，有膈膜，与脊胁周回相着，遮蔽浊气，使不得上熏心肺，所谓膻中

---

① 为：原文为"之"，据文意改。

也。膈膜之下，有肝，肝有独叶者，有二三叶者，其亦上络心肺，为血之海，上通于目，下亦无窍。肝短叶下有胆，胆有汁藏而不泻。此喉之一窍，施厥运化，流行熏蒸，以成脉络者如此。咽至胃长一尺六寸，通谓之咽门，咽下有膈膜，膈之下有胃，盛饮食而腐熟之，则左有脾，与胃同膜而附其上，其色如马肝赤紫，其形如刀镰，闻声则动，动则磨胃，食乃消化。胃之下，右有小肠，后附脊膂，左还回周叠积，其注于回肠者，外附脐上，共十六曲，右有大肠，即回肠。当肠左环回周叠积而下，亦盘十六曲，广肠附脊以受回肠，左环叠积下辟乃出滓秽之路。广肠左侧有膀胱，乃津液之府，五味入胃，其津液上升，化为血脉，以成骨髓、精液，之余溜下，下部得气，之气施化小肠，渗入膀胱，而溲便注泄矣。凡胃中腐熟水谷，其精气自胃之上口曰贲门，传于肺，肺播于诸脉，其滓秽自胃之下口曰幽门，传于小肠，至小肠下口曰阑门，泌别其汁，清者渗出小肠，以入膀胱，滓秽之浊，则转入大肠。膀胱赤白莹净，外无所入之窍，全假气化施行，气不能化，则闭隔不通而为病矣。三焦有名无形，主持诸气，以象三才，故呼吸升降，水谷往来，皆赖此通达。上焦出于胃上口，并咽以贯膈而布胸中，走腋，循大降之分而行，传胃中谷味之精气于肺，播于诸脉。中焦在胃中脘，不上不下，主腐熟水谷，泌糟粕，蒸津液，化其精微，上注于肺脉，乃化而为血，以润身体，生育之机，莫贵于此。故独得于经，遂命曰营气。下焦如渎，其气起于胃下脘，别附回肠，注于膀胱①，主出而不纳，此脾、胃、大肠、小肠、三焦，乃咽之一窍，资生血气，转化糟粕而出入如此。肾有二，乃精所舍也，生于脊膂第十四椎下，两旁各一分五分，形似豇豆，相并而曲附于脊，外有黄脂包裹，内白外黑，各有蒂二条，上条系于心，下条过屏翳穴，从趋脊骨，下有大骨，在脊骨之端，如半手许，中有两穴，是肾蒂经过，上行夹脊至脑中，是为髓海，五脏之真，惟肾为根。肾上下有窍，谷味之液化而为精，人乃久生，肾虚精绝，其生乃灭。凡人人肾虚，水不足也。往往见人补以燥药，以火炼水，其精愈烁，摄生者，观于肾之神里，则咽津纳液，正所以滋培肾蒂也。夭寿之消息，不端系之于肾乎，此诸脏郛窍穴如此，知此窍则知世人身躯，莫非真气之布获，故流通则命固，滞塞则疾生，况内结夫胎息，神与气并者乎！

附脏郛图于后：

---

① 膀胱：原文为"膀腕"，据文意改。

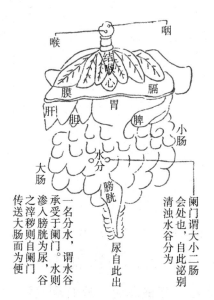

咽

喉

结喉

心

膜 膈

胃

肝 胆 脾

小肠

水分

大肠

膀胱

尿自此出

一名分水，谓水谷承受于阑门。水则渗入膀胱为尿，谷之滓秽则自阑门传送大肠而为便

阑门谓大小二肠会处也，自此泌别清浊水谷分为

正人脏图

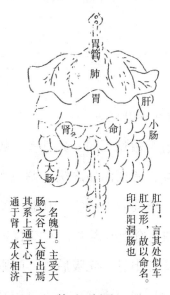

胃脘

肺

胃

肝

肾 命 小肠

大肠

一名魄门。主受大肠之谷，大便出焉，其系上通于心，下通于肾，水火相济

肛门，言其处似车肛之形，故以命名。印广阳洞肠也

伏人脏图一

23

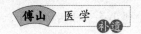

调息第二

总论

养浩生曰：敢问调息之时，有何作用？

真人曰：当调息时，念最惧乱，故有止念法。神最惧昏，故有却昏法。气最恶急，故有缓气法，径路恶不明，所以又有辨咽喉法，以明径路。知此数法，则调息之功，思过半矣！

调息法

养浩生曰：敢问调息之方？

真人曰：调息与数息不同。数息者，数此息也；调息者，调刚而使之柔，调猛而使之缓，调急而使之徐，皆涉于有为也。其法一依前卦爻调之，凡调一爻毕，即抑息十数，想此气自尾闾夹脊上升泥丸，入口咽下，送入中宫。

如调复卦一爻，阳息，先吸后呼，吸则自肾升之，而上至中宫而止；呼则自心降之，而下至中宫而止。一呼一吸，一上一下，皆自心而下，自肾而上，谓之小周天法。三十六息毕，即抑息十数。抑息者，谓口鼻之间无出入也。当抑息时，默想此气自尾闾夹脊上升泥丸，送入中宫。

如调复卦二爻，阴息，先吸后呼，吸则自肾升之，而上亦至中宫而止；呼则自心降之，而下亦至中宫而止。一呼一吸，一上一下，皆自心而下，自肾而上，调二十四息，毕，即抑息十二数，当抑息时，默想此气自尾闾夹脊上升泥丸，咽下送入中宫。

如调复卦三爻，阴息，亦先吸后呼，吸则自肾升之而上，呼则自心降之而下，亦皆至中宫而止。一呼一吸，一上一下，皆自心而下，自肾而上，调二十四息，毕，即抑息十二数，当抑息时，默想此气自尾闾夹脊上升泥丸，咽下送入中宫。

如调复卦四爻，阴息，亦先吸后呼，吸则自肾[1]升之而上，至中宫而止；呼则自心[2]降之，而下至中宫而止。一呼一吸，一上一下，皆自心而下，自肾而上，调二十四息，即抑息十四数，当抑息时，默想此气自尾闾夹脊上升泥丸，咽下送入中宫。

如调复卦五爻，阴息，亦先吸后呼，吸则自肾升之而

---

[1] 肾：原文为"胃"，据文意改。

[2] 心：原文为"中宫"，据文意改。

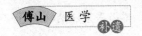

上，呼则自心降之而下，皆至中宫而止。一呼一吸，一上一下，调二十四息，毕，即抑息十六数。当抑息时，皆默想气自尾闾夹脊而上升泥丸，咽下降入于中宫。余卦皆仿此，俱增息数。

止念法

养浩生曰： 敢问止念之法？

真人曰： 夫念不止者，首起于不能忘物，次起于不能忘己。未作功时，即当捐除一切。今日捐一分，明日捐二分，日复一日，自然此念不致外驰。再于坐时，念头纷乱，即觉心照之如恐，觉心亦是乱心，便当用大虚观法。藏气穴闭息，想此身与虚空一般，大包罗天地，一切世界皆藏于吾中宫，不可着一物，杂念自然消散，如此四五次，自然行正景功夫，而无杂想，此正念第一义也。

却昏法

养浩生曰： 敢问却昏之方？

真人曰： 昏倦皆由神不清，神清则昏自却，倦自忘。设当坐时，神忽昏倦，便当住功，离蒲团，立身行熊经鸟举诸动功。或于坐时，限定规程，今日一香，明日香半，后一香半，渐渐加功，自然忘倦。大抵食多，亦多能致昏，盖脏腑之内，饮食充实，则真气不能运转，气停则神滞，倘荤酒过多，亦能致昏，不可不知也。

气急使缓法

养浩生曰：敢问缓气之方？

真人曰：气本柔缓，多由其人平日行路迅速，或气质卤莽、饮食甚多，以致呼吸失调，出多入少。故坐时多有调息不准者。倘有此弊，即宜令其静坐半月，于调息时作意，入多出少，于行步时，每二三步一息，久久行之，自然安详。此际尤宜减饮食，盖食多则气促也。

辨咽喉明径路法

养浩生曰：敢问辨咽、喉法？

真人曰：按人咽、喉二窍，同出一脘，异途施化，喉在前，主出纳；咽在后，主吞咽。喉系坚空连肺，本为气息之路，呼吸出入，下通心肝之窍，以激诸脉，为行气之巨海也。咽系柔空，下接胃本，为饮食之路，水食同下，并归于胃，乃水谷之海也。二道虽并行不犯，然咽通于胃，所纳皆有形有质之物，夫物属有形，则终有尽。喉通心肺，深入肾皆无形无质之物，夫无形者气，则灌不穷。凡学者，于咽气时，液宜想此气，从喉而下十二重楼，历肺至中黄，此要诀也。倘不知此，则传送不清，从咽而下，致令真气杂于便尿，虽有圣功，兀坐千祀，而真气不结，圣胎难就。子其辨之。

闭息第三

总论

养浩生曰：敢问闭息之时，有何功用？

真人曰：闭息者，谓闭此息之出入之路也。夫闭此息之出入路，盖欲归此息之凝结根也。故此息有根，方有此息，此息既闭，息息归根，此修行入门法也。无此法门，则息不能住，设执此法，则不能灵，故必先闭息。当闭息时，设不知枢纽，则止能归根，不能上达枢纽者，舌也，故又有抵腭法，既上达多，不知增气，则真气不长。气既长矣，倘中杂火，必上逆作膈，故有化浮火法，此火不上逆则下行，故浮火虽化，则火亦能不泄，故有化民火法。上下之火，虽不行矣。强壅此中，久必作毒以透出四肢，故有化邪火法。三火俱灭，独存真气，熏蒸四肢，清明在躬，精华外溢，当此之时，亦移形貌之小验者也。

闭息法

养浩生曰：敢问闭息之方？

真人曰：闭息与抑息少异，闭息则能二三百息，抑息不过二三十息耳。一依前卦爻调之，凡调一爻毕，即闭息，谨缄口鼻，以心默约息数，以记多寡，不可太猛，设能至百息，便于七八十息，即神引此气，自尾闾夹脊上升泥丸，入口咽下，送入中宫。

如闭复卦一爻，阳息，便以目光下垂中庭一寸三分去处，用心默数，从一至十，从十至百，从一百至二百，如能至五千，便于四十息时，即目光下透尾闾，历夹脊、玉枕，升泥丸，入口咽下，以目送旧处。

如闭复卦二爻，阴息，仍以目光下垂中庭一寸三分去处，用心默数，从一至十息处，即移目光下透尾闾，历夹脊、玉枕、泥丸，入口咽下，以目送旧处。

如闭复卦三爻，阴息，仍以目光下垂中庭一寸三分去处，用心默数从一至十，从十至百，至二百，如能至一百五十息，便于一百三十息处，即移目光下透尾闾，历夹脊、玉枕，升泥丸，入口咽下，以目送归旧处。

如闭复卦四爻，阴息，仍以目光下垂中庭一寸三分去

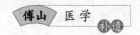

处，用心默数，从一至十，从十至百，从一百至二百，如能至二百息，于一百八十息时，即移目光下透尾闾，历夹脊、玉枕，上升泥丸，入口咽下，以目送归旧处。

如闭复卦五爻，阴息，仍以目光垂下中庭一寸三分去处，用心默数，从一至十，从十至百，从一百至二百，如能二百五十息，便于二百三十息，即移目光下透尾闾，历夹脊，升泥丸，入口咽下，以目送归旧处。

如闭复卦六爻，阴息，仍以目光下垂中庭一寸三分去处，用心默数，从一至十，从十至百，从一百至二百，如能至三百息，便于二百六十息，即移目光下透尾闾，历夹脊，升上泥丸，入口咽下，以目送归旧处，余卦依此而行。

养浩生曰：其中皆用，作为涉存此想，何也？

真人曰：作为存想，初入门者，断不可无，设无存想，是兀然枯坐，与顽禅无二，且此存想作为之法，真然到得胎息地位，方可言无此。故曰：过河虽用筏，到岸不须舟也。

用舌抵腭法

养浩生曰：所谓枢纽在舌者，何也？

真人曰：按人之舌，为内脉之枢纽，知此枢纽，则内脉俱开，真气方能上升。盖舌者，心之苗也，其脉下通于心。盖心有二系，一系上与肺通，一系入肺两大叶，由肺而下，曲折向后，并连于脊，其余细络，贯脊髓而与肾通。则舌又为二系之总纽也，明矣。故于坐时，令此舌上抵，则心、肺二窍俱嗡然开张。肺为藏气之腑，肺窍既开，则气自下降，以通于肾，肾又藏精之舍也。精气原属有情，一见自能合体，况舌既抵其正脉，可已开心、肺、肾三者之窍，其连余络，通于脊者，亦可通尾闾夹脊诸窍，所以亦用意引，则真气如水之朝东，俱心源源而上升也。舌初抵时，其下有筋，必微有痛，意已渐上抵，方为妙谛。自此以下，抵腭法皆不可少也。宜志之！

增息法

养浩生曰：敢问增息之方？

真人曰：增息之法，不过文火武火驯致之，如诱小儿步，然初能数步，后至百十，竟且腾跃矣，此非一朝一夕所就，皆渐积渐累之功。如本分所得之息，自然而然谓之文火，设文火到得百息，欲增至百一二十息者，便将舌极力抵腭，紧闭口齿，奋鼓精神，如闭前百息，觉有余闲，即依旧安闲，增至百一二十息。此增息法，也宜类推之也。此法自闭息以至胎息，他不得不然，则真息不能长进也。此成始成终之要诀也！

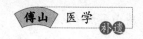

化浮火使真气不上逆法

养浩生曰： 敢问化浮火法？

真人曰： 浮火乃人平日上逆之余气，未行功则谓之气，既行功则谓之火，缘人素常思虑过多，愤怒逾节，致使此气上冲。凡人头眩目昏，以至瘿瘤、耳闭、膈噎、吐血，皆此气之所为也。凡行功时，觉胸前微有隔塞意，即便住功，神运此气，从喉而降，随咽气以佐之，直降至肾，如此行数十次，自然浮火下降，注入中宫，随真气俱化而为一，如小人之顺君子，自然化邪入正，行之久久，觉胸臆之间空空洞洞，是无浮火之验也。

化民火使真气不下行法

养浩生曰： 敢问化民火法？

真人曰： 民火者，乃脏腑恶浊之气，以其质浊，故易于趋下而凑氛，即屁。往往真气从兹而泄，凡人坠疝、痔癖，皆此火之根酝酿使然也。凡行一竟自宜提气百数，此气上入中庭，化为真气，久久行之，自无前患。庶积气之时无所渗漏，不致下行，而中黄之位方日积日暖，可计程期。

化邪火使真气不作毒法

养浩生曰：敢问化邪火法？

真人曰：邪火者，乃胎元邪淫之火藏于脏腑，不用功时及无所犯时，隐而不发，至真气一鼓，则周身气脉为之运动，或透于皮肤，或急于肢节，误遭其对，皆能化为毒。凡行功，宜戒远行，盖行动之时，肢体运动如两木相荡，多能生火，次于用功完时，便想此气不止存于中庭，身外皆有，尽从十万八千毛孔中，而入归于中宫，归毕，便将四大尽无，所有此皆闭息行之，俟气稍息，仍调息，又行，如此十数次，久久行之，一切邪火，皆消化乌有矣！

熏蒸四肢法

养浩生曰：敢问熏蒸之法？

真人曰：熏蒸法，法者，凡一切功完时，沐浴法也。此法盖恐行功气有不到之处，故令炼士，于功一完时，闭息，不必舌抵腭，想此身不见四肢，惟有真气充周盎溢，无所不有，则中宫所积之气，必旁透四肢，浸润百骸。古语所谓：无所到，无所不到也。此功彻始彻终，此不可少，直至胎息，方可弃他。

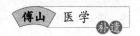

住息第四

总论

养浩生曰：敢问住息有何作用？

真人曰：住息者，谓此息已住也，此息已住，则此胎将长也，住息之时，于中黄时俨若有物，常如火暖，不甚作饥，此住息之真光景也。息既住矣，则关窍自开，但虞所禀气弱，于诸关窍不能竟过。故有诸开关窍法，诸关既开，犹虞四肢百窍不相连络，故有四肢引气法，关窍脉络俱相连通，则此气真宜收拾，尽入本原，以息息归根。故有留气法，气既留矣，倘阴阳来杂，则胎气不纯，故有进神火消阴法。但此阳气赖阴而住，阴既消镕，恐阳不独存，故有护阳不散法。至于便尿皆减，则又封之，固一助耳。

住息法

养浩生曰：敢问住息之法？

真人曰：住息与闭息不同。盖闭息者，仅仅能闭之而已，住息则此息知有住处，不甚费气力，已能千息也。到此地位，开关期近宜于住息，一将完时，不使气急，便神驭此气，下尾闾关，往来十度，方上夹脊、泥丸，放下舌来，漱口中津作液，咽下送下中宫。

住息二周将完时，不使气急，便神驭此气，下尾闾关，往来二十度，上夹脊、泥丸，放下舌来，漱口中津，作液咽下，送入中宫。

住息三周将完时，不使气急，便神驭此气，下尾闾关，往来三十度，上夹脊、泥丸，放下舌来，漱口中津，作液咽下，送入中宫。

住息四周将完时，不使气急，便神驭此气，下尾闾关，往来四十度，上夹脊、泥丸，放下舌来，漱口中津，作液咽下，送入中宫。

住息五周将完时，不使气急，便神驭此气，下尾闾关，往来五十度，上夹脊、泥丸，放下舌来，漱口中津，作液咽[1]下，送入中宫。

住息六周将完时，不使气急，便神驭此气，下尾闾关，往来六十度，上夹脊、泥丸，放下舌来，漱口中津，作液咽下，送入中宫。凡行功，或一次行二十周，便留六周，以行此法，以臻开关境地。

---

[1] 咽：原书无此，据上下文补充。

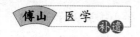

开任督诸关法

养浩生曰：敢问开关诸法？

真人曰：语云：积气开关。盖真气内积，自然关窍日开，盖开关者，通吾身之橐籥也。通吾身之橐籥者，所以招摄大药也。人生以中黄为气海，以脊后诸关为黄河，自夹脊以至中黄，犹自黄河以入大海也。所谓逆挽黄河者，此也。气厚则关窍不开，此无所虑，虑者，或于将开未开之际，生意外之变，故古之真师，一一皆有补救，设无补救，则前功尽弃，可不哀哉！

开督脉法

养浩生曰：敢问先开何脉？

真人曰：先开督脉，督脉在脊，起尾闾，历夹脊、玉枕，分两边上风府，入泥丸，循两目，下鼻两边，而终于人中，皆脊之督也，此脉在脊骨外两旁边，左右各有脉。未用功前，为后天精髓所壅塞，一加真息通透，则壅塞自开，关窍自阗。故左脉开，则左耳先有响声；右脉开，则右耳先有响声。此脉先开尾闾，开时其下甚热，玉柄崛起，急须着意引上此关，倘禀来气弱，不得上者，于一用功时，淫水即泄，可用大拇指掩住督脉，以右食指掩住玉枕，提气三十六口，再用意导引三四十遍，自然得升。如再不过去，即离座起身，两足并立，双手握固，躬自俯手如揖状，轻轻摆尾三十六数，摇动其气，虽七十不老翁亦能通透。

开夹脊关法

养浩生曰：敢问次开何关？

真人曰：次开夹脊关，此关在脊第十八椎骨，开时下有热气淅淅声，急宜用意导引，以度此关。倘禀来气弱，不得上者，此处疼痛如打伤状，可闭息，用息三上，一上引之，自然过去，再如不过去，便离座丁字立定，左拳直举出恭身，右手叉腰如武士挽弓，往来摇动三十六数，不二三日，自然过去。

开玉枕关法

养浩生曰：敢问次开何关？

真人曰：次开玉枕关。背后第一大椎，开时不觉热气滚滚而上，始而茶鸣，再如松涛，久则雷吼，急宜用意导引，以渡此关。倘禀来气弱，不能过此者，响声至此即住，可闭息，用意引上，随吸鼻微俯首以提之，自然过去，气既能过，是谓补脑还精，此小还丹法门。

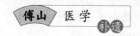

养浩生曰：何谓大还丹法门？

真人曰：大还丹法门者，乃气归元海也。气归元海者，是谓归根窍，复命关，贯尾闾，通泥丸，故谓之大还丹也。

养浩生曰：何方方能大还丹？

真人曰：若要大还丹，除非通任脉关，此关固易于开，然此点真气，氤氲之体，本易消化，倘一咽迟，则口中空有津液，夫津液属阴，阴质不必结，阳丹虽积累千日，终属无用。

养浩生曰：然则为之奈何？

真人曰：急须通透任脉，于咽津之先，用意从喉坠下中宫，如大石坠海一般，竟坠至底。行持数日，觉腹中辘辘然，腾腾然热，方是任脉通透之验。

养浩生曰：任脉不知宜开何处？

真人曰：任脉，自十二重楼，肺、脘、庭、口，皆宜开之。

养浩生曰：十二重楼若何？

真人曰：十二重楼，前有辨咽喉法，今只用意坠之数十，自然真气能认正路，不趋旁径，方中归可定。

养浩生曰：肺俞若何？

真人曰：肺俞在重楼下，此乃藏气之海，气固易归，所虑者，气一入此，不能即下，故须用意，坠下数番，方得真气下行，如送气时，膈不作噎，不必拘此。

养浩生曰：庭口若何？

真人曰：在心系下，其窍甚微，倘咽送之时，不知斟酌，惟求急送止，如瓶口不能多受，势必旁溢。法宜于开十二重楼时，细细咽津，微微纳气，习演久久，至开庭口，自免旁溢，点点皆入中宫也。此开任脉、督脉法，更无余蕴矣。但开关后，最忌者，远行劳碌，一犯此弊，气上下时，必差三四百息，则耗无数真气，此其验也，子其戒之。

引气入四肢法

养浩生曰：敢问引气入四肢法？

真人曰：此气既透任、督二脉，如水能入海，虽沟渠溪涧，亦必灌溉之，所以必引入四肢百脉也。

养浩生曰：先当引何脉？

真人曰：先须引四肢。用两拳各分左右，下垂如揖，直至脚面，徐徐引起，如提重物，存此气，自足底涌泉穴，渐渐随手提起，以至平身，以两拳直伸至顶上，使手足三阴之气，从足走胸，从胸走手，将手一放，又意手足三阳之气，从手走头，从头走手，从手又至足，如此三十六数，完则手足三阴三阳之气，自然彻上彻下，初虽不觉，后自真气滚滚也。所谓四肢如车轮者，臻之于此。

养浩生曰：次宜引何脉？

真人曰：次宜引委中、承山、三里三穴。委中穴在膝后弯纹中，承山穴在足根上八寸，三里穴在膝下三寸，欲引此脉，先将左膝抵住右之委中，则右之承山自然压住左[①]之三里，用意从此气踵而复起，三十六数毕，又以右膝更作，盖委中能管肚腹之患，承山能坚筋骨，使脉络通流，遍身轻健，不徒引之而已。

养浩生曰：次宜引何脉？

真人曰：次宜引曲池、肩井二穴。曲池在肘后尖纹尽处，肩井即顶中也。互以手臂弯转，以左右手交相互抵曲池，意领此气，平平着力，左右往来牵动，手亦随之，更作三十六数次，盖曲池通手之三阳处总交会也。

养浩生曰：次引何脉？

真人曰：次宜引风府、风池二穴，脑后发际之下陷处为之风府，两关高肉为之风池，必以两手交叉，接实风池，若首从右侧，将右之鱼际重风池一按，右亦更作如左，往来转转，摇动天柱三十六，自然亦能去风痰也。

养浩生曰：次宜引何脉？

真人曰：次宜引攒竹、听会二穴，攒竹穴在眉尖陷中，听会穴在耳珠陷中，以两食指按定攒竹，以两大指按定听会，意引此气，上下往来三十六数。此引四肢百脉之法，

---

① 左：原文为"右"，据文意改。

全备于此矣。但此数段功俱属正功，中旁功自与诸开关法不同，可于功暇时行之。

留气法

养浩生曰：敢问留气之法？

真人曰：留气者，留此先天至真之气。此气上与天通，未有此形，即有此气。关未开时，则此气莫能得入中庭，关既开时，则此气自有入路，如野禽山兽，虽入笼中，必不安服。法宜于采药后，工夫一完，随闭塞口鼻，如中庭一寸三分，便宜于一寸四五分外，用意旋绕二三十度，气急又调息为之，再加不行远路、不言、不酒，如护花蕊，行、住、坐、卧，念兹在兹，其中自有一团温热之气，蕴结于中，久久之后，自然结像也。

消阴还阳进神火法

养浩生曰：敢问消阴还阳进神火法？

真人曰：消阴者，非消阴中之阴也，乃消阳中之阴也。盖此先天真气，于采咽时，内杂灵液，虽灵矣，杂收入庭，终属有形，久必消耗，安能成胎？法宜于采药时，初则咽津一遍，于虚咽后住息凝神，尽忘四大，内存此气，温然如火，结于中宫，后咽津一遍，虚咽二遍，后咽津一遍，

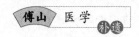

虚咽三遍，自然液少气多，胎气不杂，此诀上古真师不肯轻露，子其秘之。

护阳不散法

养浩生曰： 敢问护阳不散法？

真人曰： 此功，于进火一月，方行一次，又谓小封固法。凡进火一月，便不必采药，减食少餐，不接人事，兀坐如愚，默然若痴，心要柔和，气要安定，不必抵腭，但塞口鼻，外除四大，止存中庭，圆陀陀、光灿灿一物，行之久久，自然气与神住矣。阳自不散，方又采取，以图真积上进。

减便尿使不泄真法

养浩生曰： 敢问减便尿法？

真人曰： 便尿，虽属糟粕无用之物，不知多则亦令人真气从此而泄，但于此时，一日止可饮一二勺水，不饮更妙，然又不可渴而强使之不饮也。但以渐而减，方不害义，至于饭食，虽曰充饥，止可半饱，所以上古祖师云：饥中饱，饱中饥，正谓此一着也。饮食既节，便尿自减，便尿既减，真气自无泄处。况此阳气，无形无质，一身毛孔，皆能泄之，便尿之外，虽沐浴流汗，皆宜谨慎。

踵息第五

总论

养浩生曰：敢问踵息之时，有何作用？

真人曰：踵息者，深深之意，谓此息藏之极深处也。又真气路熟，能接踵而归之中宫也，盖不止于能住而已，功夫至此，阳气多而阴质少矣。阳气既多，不有以烹炼之，则丹自不结，故有文烹武炼法，以坚其体。既烹炼矣，设药物不多，则真体枯槁，故有气气归根法，所以佐烹炼也。当气气归根时，设不辨水火，则有阴阳差殊之谬，故有进水、进火二法。水火进时，不无铢数，若无铢数，有何稽考？故又有交进铢数法，此踵息时之合功也。

踵息法

养浩生曰：敢问踵息之法？

真人曰：踵息与住息不同，盖住息也者，气止知有住处也，至于踵息，则所住之气，深深然藏，将有成形之意，已能七八千息也。可一坐半昼，不知饥渴，止宜两日采药一次，每月之中，一采二养，是一月采药十次也，如该采药日期，便先调气息，出入柔缓，调百息外，便舌抵上腭，内不出，外不入，默运此气自尾闾以至泥丸，入口化液，自能点点降入中宫，每降一点，则腹中辘辘然鸣，口中香甘无比，腹中温热异常，方养火二日，养火则不必舌抵腭矣。但踵厥息，内照二日，方又采药，自住息至此，增息法皆不可少。

文烹武炼法

养浩生曰：敢问文烹武炼之法？

真人曰：夫烹炼者，谓烹我之真气，使之老炼也。如养火日，先文烹，后武炼。文烹者，意要安闲，气要柔静，四肢若不胜武炼者，意要奋扬，气要鼓壮，精神要威武，行之久久，自然神气相合，结而不散。

气气归根法

养浩生曰：敢问气气归根法？

真人曰：气气归根者，盖灌溉法也，夫于烹炼之外，设无真气灌溉，则药性大燥而不润，法宜于踵息时，用意此气，循循归中宫，初虽不觉，久则其气一用意引，自觉暖气下归中极。功夫至此，腹自不饥，此气气归根之要诀也！

进水法

养浩生曰：敢问进水法？

真人曰：水在人为液，然此液非寻常之液。盖出于用功时，真气所化液也，乃真水也。此水乃与所留之阳气原出一本，但阳气太烈，此水性润，恐阳气积多，故用此以润之，所以必需之真水也。法宜于用功时，运此气自尾闾升泥丸，入口化液，咽下中宫，次次同一法。

进火法

养浩生曰：敢问进火法？

真人曰：火在人为神也。此神，非思虑之神，亦出于行功时，神气交结之神，乃真火也。此火乃与真水原同一本，但水性虽润，终属阴物，必得此火熏蒸，方能化质成气，所以必须真火也。法宜于用功时，不宜抵腭，神运此气，自尾闾升泥丸，干咽此气，神驭入中宫，次次同一法。

水火交进铢数法

养浩生曰：敢问水火交进铢数法？

真人曰：大药原无斤两，止以气结为期。此古师真诀

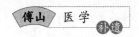

也。但药虽无斤两，然使进水火时不知铢数，则兀坐穷年，何为底止，故初进水火时，阳气大燥，法宜多进水，次宜水火平进，后则火宜多而水宜少矣。以一息为累，十息为一铢，二十四铢为一两，十六两为一斤，如三千八百四十息为一斤，三万八千四百息为十斤，一万息则得三斤余水火也。如初进时，六停进水，四停进火；中则五停进水，五停进火；后则六停进火，四停进水。方得水火平等，设踵息至一万息，是得三斤水火也。如初进时，止宜三千三百三十息进水，余时养水。俟第二日六千六百六十息进火，余时养火，余仿此而行。

胎息第六

总论

养浩生曰：敢问胎息之时，有作用否？

真人曰：夫胎息，谓此息已成胎也，所谓长胎住息是也。必住息，然后能长胎，功夫至此，是胎仙已就，所谓男子怀胎是也。此时已将身外有身，惟恐真气不固，胎婴有失。故有护胎封固法，设不离封固，络非自然，故有老炼结丹法，既老炼矣，设不成像，则圣体不坚，故有养丹成像法，然后圣胎日长，气体日固，长年驻世，肇之此也。

封固法

养浩生曰：敢问封固法？

真人曰：封固者，谓封固贮药之庭也。此庭既中藏真药，设不封固，则所得难偿所失，何以结丹？此时既能完是一万三千五百息数，一皆自然而然，毫无勉强。法宜令学者不必抵腭，但一意规中，不出不入。俟此中宫真气蟠结，真神诸脉余气上下轮转，四肢撼动，置之不知之地，久之脉自定，气自停，外使伴侣炷香盘，初坐三时，便击小铜罄，令学者出静四时五时，以至十二时，皆以渐增不可逾，则深恐久定之中有所差失，慎之慎之！

老炼结丹法

养浩生曰：敢问老炼结丹法？

真人曰：老炼结丹者，恐此丹不老，复反阴也。盖此丹全凭神气交结，方成圣胎，自数息，以至踵息，都是气上的功夫。至胎息，方才在神字上着脚，如外丹真铅既死，方来点死真汞也，毕竟铅上功夫多也。神字既云才着脚，

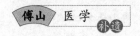
便不可怠慢，法宜令学者于用功时候存此身，化作一圆光，⊙，中有一点，乃平日所积之气，亦不必抵腭上，宜不出不入，一意规中，行之久久，真气自老，自然与气相合为一，不数月，即能识未来，六通圆顿，肇之兹也。六通者，谓神境通、心境通、天眼通、天耳通、他心通、夙信通也。神境通者，谓能变能化也；心境通者，谓灵慧异常，能识去来也；天眼通者，谓睹大地山河如同一掌也；天耳通者，谓上天下地禽畜等音，皆能聆察也；他心通者，谓平日未晓皆能晓，平日未识皆能识，不拘一切文章技巧也；夙信通者，谓知人前后世事也。

养丹成像法

养浩生曰：敢问养丹成像法？

真人曰：按古之祖师，有炼五脏神法，不知五脏之气皆禀中黄，所谓土旺四季。今既于中黄用许多功夫，则中黄灵，五脏皆灵也。功夫到此，宜令学者于用功时，内存中央之气，皎若中秋之月，圆如方旭之日，亦不必抵腭，但不出不入，久久行之，自然涌圆光，目生慧炬，视夜如日，此际但有一分好光景，不可生一欢喜心，一分魔景界，不可生一恐怖见，一意向前，不可退悔，自跻圣域，子其勉之。

无胎息第七

总论

养浩生曰：敢问无胎息有何作用？

真人曰：到此地位，不可以作用言也。自此以前，设无作用，则圣胎何以成？自此以后，犹执作用，则圣胎何以灵？所谓无胎息者，不可以胎息言也。既不可以胎息言，则此身乃太虚之身，此气乃太虚之气，所谓圣体也。此时惟有养大周天火候一着也。盖此丹既能成像，犹恐不灵，故必运此大周天火候，以温养之，则其体自灵而脱凡入圣，肇之此也。设无此着功夫，虽延年千祀，亦是窑头土胚，终有败坏之时，子其留心勉之。

养大周天火候法

养浩生曰：敢问大周天火候是何法则？

真人曰：大周天火候者，非寻常坐法也。此际全赖伴侣扶持，方无差失，若无伴侣，实难修为，法宜择幽僻人

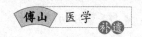
迹罕到去处，依山临水，创造草屋或瓦，任意明窗净几，多栽筼竹，休得栽树，恐雀鸟喧哗。择柔雅勤诚道侣五六人，选谨厚无伪僮仆四五人，凡饮食不可用厚味、大咸大辣之物，饥寒饱暖，惟要适中，静室用工，造如混堂样，开左右窗，厚褥高席。学者不必抵腭，惟内养胎息，初坐一日，添至日半，又添至二日，以至三日四日，至于七日，方为一周。皆以渐而进，不可躐等，倘值开静日，伴侣击小铜磬三下，学者耳边轻轻击之，自能醒悟，决不可惊慌叫嚷，致令学者真人外逸，为害不浅，此际最要谨慎，不可儿戏，全要同心合志，伴侣方能无失。

附女真丹

养浩生曰：设妇女修真此法，亦宜施之乎？

真人曰：此法亦宜，但女真之修，犹有闭经血一法，盖此法自吾祖谌母元君递传，以后魏元君传黄花姑，黄花姑传麻姑，麻姑传戚姑。又分一派，吕祖传何仙姑，又授王重阳，度孙仙姑，又授张真奴。又分一派，蓑衣沈真人授金莲女，皆先闭经，盖男精女血，虽属渣滓，然先天之气尽隐此中，设后天泄则先天亦泄，所以闭此经路也。

养浩生曰：敢问闭经之法？

真人曰：凡女真修炼者，亦先照前数息炼坐，坐得身中气候通了，方于经期前一日，子午时行功，至半夜子时，披衣盘坐，两手握固，抱两胁，候身中升降数次，方用左足跟托住牝户谷道，咬牙努目，耸肩着力一提，想赤气二道，自子宫，起尾闾，过三关，上泥丸，下舌根，注两乳，如此行之，直候身热方止。后用白熟绢帕纳入牝户，看比前月多少有无。再依前功运用，以散血气，免致病患，不过百日自断矣。亦看前月是某日来，假如初一日来时，待初三日方斩一次，第二月再斩一次，第三月再斩一次，不过三个月，即止矣。先月斩尾，二月斩腰，三月斩头，此之谓斩赤龙也，子其识之。

魂浆即蟠桃酒方已见前

一服苍术五斤，捣烂，用布绞汁去渣，择好茯苓雪白者，为极细末二斤，和前汁，如芡实大丸，早晚各添三丸，不饥不老。按此脾胃家有寒，湿滞者服之朱砂。

一天门冬膏，选白洁净天门冬十斤，先以水浸去泥，次用温汤泡去皮心，然后用井水五斗，桑柴文武火煮至一斗，取起滤净渣，另贮一器，又以水二斗，浆渣再煮至五升，去渣，将二次药汁并熬，至如饴糖为止，用瓷罐封贮，悬井中三日，取起，每服半酒盅，淡姜汤调下，蜜汤亦可，

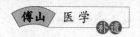
此道家服食之一方，专治痰火最验，昔人单服此膏，生三十子，寿百岁。

扫码领取

•电子书拓展
•中医学解析
•傅山书法册
•傅山画作集

二、《丹亭悟真篇》

太原傅山青主录

了道

养浩生曰：诸真鼎器口诀，既蒙一一拈示矣，敢问所谓作用之法？

真人曰：既知药火，而不知作用，亦是有舟而无柁，今再为指出，子其洗心听之，勿当之以草草也。

白阳子作用诀曰：夫身者，要知一身血气脉络之要，人欲修养，而不知一身血气脉络联布之要，炼精则为精凝，炼气则为气滞，炼神则为神乱，反致血气逆滞，发生他疾，不可不鉴也。盖以人身脐内一寸三分，名为天地根，又为血海、气海，又为生身处，又为玄牝，即守丹田是也。以天地根言之，人之有生，由于坤母，初受乾父一点灵明元阳在此元海之中，随生右肾，以为命门，继生左肾，为阴阳二精区，生肝木为魂，心火为神，脾土为意，肺金为魄，左肾为精区属水，递互相生，以为五脏六腑，以至百骸九窍，皆由一元气脉之流通也。由是百日胎成，十月气足，乃生此身，且其未生之时，一呼一吸，其气未及于口鼻出入，由其有此元气，在于脐窍之内，而随母腹呼吸出入，及其既生，声自口发，呼吸之气始从口鼻出入，随束脐带，则此元气之根就束脐中。故曰天地根，曰生身处，曰元海、气海者，皆此也。由是阴阳二道气脉根源于此，经由命门精区，贯下阴极兴阳之穴，回绕谷道尾闾之间，交互脊梁二十四骨节旁，与脊骨内一条大白脉，督率五脏六腑、大小脉络，节节相通，直上后顶双关玉枕关，透入泥丸宫百会穴相会。谓之百会者，以其一身百脉皆会于此，实元神所栖之府，所谓人人有个元始天尊，为一身百神朝会者，即此穴也。脉既合此，又从额门天庭穴，当两尾间，分经两太阳穴，下至舌上二窍，送至金津、玉液，日夜咽下，灌溉心火，而其根源，实出二肾真水而来，其脉又自舌下贯至咽喉，总入心管，复归中田元海之里，常周流回转，而生生不息焉。以其要而言之，不过曰任督二脉而已。谓之督脉者，其脉起自阴跷之下，并于脊里，上至风府，入脑上巅，循额至鼻柱，属阳脉之海；谓之任脉者，起自舌下咽喉，循腹里至中极之下，至毛际，属阴脉之海；谓之任者，女子得之以妊养也；谓之督者，以其督领经脉之海也。人有二脉，为一身阴阳之海，如此实五气之真元。故人一吸而气上升，则一身之中，百脉皆随之而上升；一呼而气下降，则一身之中，百脉皆随之而下降。天地间，一吸而气上升而潮升，则千流万派皆随之而盈，一吸而气下降而潮退，则千流万派皆随之而涸，此人之一身血脉联布之要如此，欲真修者，不可以不知也。鹿寿五百岁为白鹿，千岁为青鹿，盖能通其督脉者也。龟鹤之寿皆千岁，盖能通其任脉者也。又况人为万物之灵，诚修夫任督以收摄之，岂不至于长生住世哉。故《南华真经》曰：缘督以为经，可以保身，可以长生，人能通此二脉，则百脉皆通，自然周身流转，无停壅之患，而长生久视之道断在此矣。内指玄通秘密诀云：法水能朝有秘关逍遥，日夜遣轮环于中，壅滞生诸病，绕决通流便驻颜。朗然子曰：沂流直上至泥丸，关节绕通便驻颜。《翠虚篇》云：采之炼之未片晌，一气渺渺通三关，三关往来气无穷，一道白脉朝泥丸，泥丸之上紫金鼎，鼎中一块紫金团，化为玉浆流入口，香甜清爽来舌端，吞之服之入腹中，五脏通畅六腑安。盖丹之入口，如蜜之甜，如波澜之清凉，是知得修养之功效然也。

真人曰：此篇论周身血脉与任、督二脉，殆无余蕴，修行者，讵可不知此而他求哉。悟玄子作用诀曰：炼念在息，息之一字，有调息、数息、踵息、胎息、瞬息。调息，或坐或卧，屏纷静虑，且勿用意升降，惟呼吸绵绵，气入丹田之中，念不可起，意不可散，听其自然，待熏蒸一会，自尔生阴，化为玉液，灌溉五脏，喉中觉有甘津，乃其验也。到此时，还宜守虚，久之寂定，方可徐徐而起，切不可纵酒多欲。若痰火盛，或暴风骤雨，不可调息服气。数息乃初入之功，凡人心为外诱，一旦离境，不能自主，所以用心息相依法拴系此心，由粗入细，自一息数至百千息，才得此心离境，至无人无我，可取坐忘此法，最捷径，最容易，最无病。《卫生经》曰：调息与数息不同，数息无有意，调息意无散，正①谓此。

真人曰：此调息、数息之大略，初入门者，不可不知。又诀曰：凡息定久，意念不散，元气油然翕然于肾间，切勿急迫，俟其既壮，充满腰腹，始以神斡旋归尾闾，使之上至于夹脊双关，上风府至泥丸，达鼻入喉，经于胸臆，以复中宫，气经三田，上下交泰，所谓：常使气况关节透，自然精满谷神存是也。

河滨丈人作用诀曰：凡学调气法者，先宜习闭气，以

---

① 正：原文为"政"，据文意改。

鼻吸入，渐渐腹满，乃闭之，又不可忍，从口细细吐出，不可一呼即尽，气足复如前闭之，始而十息，或二十、三十，渐熟渐多，但能闭至七八十息以上，则腑脏胸膈之间，皆清气之布获矣。以多为贵，以久为功。若日夜得一二度，精神完固，则风寒暑湿、积滞凝结之疾自消灭矣。调气之初，务要心神安和，若不安和，且宜俟之；亦不可饱满，若有结滞，宜宣呵之，若强壅遏，必致逆流，而疮疡中满之疾作也。

真人曰：悟玄子之意，不可散是诚要语，而其诀亦详明可行，河滨丈人习闭气法固妙，然初病在吸气，次病在吐气，倘不吸不吐，任其自如，令此身若寄胞胎中，孰谓其非神息之一至法乎！

刘真人作用诀曰：每下手行功，凝神定性，候静极而动，动极而静，即阳气初生坎户之际，舌抵上腭，初不见形状，久久纯一不杂，真气从坎户至玄宫，微微觉其气胜，自尾闾升上鹊桥，至于夹脊双关，到玉枕穴，如火之热，冲上泥丸宫，则气通关窍自开，满顶如汤，愈久愈妙，盘绕如月，良久结金液，徐徐降至舌端，甜若甘露，如水之清，咽下重楼，纳入中宫，混成一气。

玄肤子作用诀曰：下手之功，莫先藏神，藏神者，凝神也，凝神之要，莫先遣欲。《清净经》云：遣其欲而心自静，澄其心而神自清。《易》曰：圣人以此洗心，退藏于密。所谓洗心，即澄神之谓也。周子云：无欲故净。所谓无欲，即遣欲之尽也，故澄神之要，莫先遣欲。

又诀曰：或谓抽铅添汞，可得闻欤？曰：予闻之白阳先生，得药归鼎之后，养以天然真火，绵绵若守存其中，抽铅造化，皆出自然，如以米炊饭，夫铅之投汞，譬之水之投米也，水不过多，米不过少，火力既调，则水渐干，而米渐长，斯成饭也。水渐干，则抽铅之谓也，米渐长，则添汞之谓也。抽非内减也，神入气中，如天之气行于地，而潜机不显；添非外益也，气包神外，如地之气承乎天，而渐以滋长也。由是而胎圆神化，身外有身，要亦自然而然也。

真人曰：抽铅添汞之法，在于一万三千五百气足之后，夫真气既足，自有一段自然不生气之妙，加以神火日煅，气将渐次成神，如煎盐熬霜之法，添一分汞，自抽一分铅也。玄肤子此论，甚透，宜味之。刘真人之静[①]极而动，动而静，须中心有主，方能不然将坐驰也。玄肤子之前段，言下手莫先藏神，有此一着，可以言动静。

白阳子又诀曰：凡有痰涎之形，决不可轻为数吐，务宜收而漱咽之，鼻引清气，以意送至丹田之内，久久咽之，

① 静：原文为"净"，据前文"刘真人作用诀"改。

58

自无痰涎太溢之患。或不足而遇唇干舌燥口渴，即宜下部微微提呼，气液之升，口内数漱，以致津液，满口咽之，鼻引清气，亦以意送至丹田，如此不计次数，是即唐李真人呼吸提咽纳气之术。凡欲修炼，使元阳常居本元而不消散走失，即常言所谓：血归血路，脉归脉路，自然疾病不作，苟运而不至于归根复命。而有半途间断之费，则必至精凝血滞于一处，必致生他疾，或便或脏，或胸或背，发生痈、疽、疮、毒、坠下等证也。

金丹大要作用诀曰：凡百作为，皆主于意，声色臭味，皆关于意，意为即为，意止即止，故求丹取铅，以意迎之，取火入鼎，以意送之，烹炼沐浴，以意守之，温养脱化，以意成之。故崔公入药镜曰：一日内，十二时，意所到，皆可为。此又大要之要也。

真人曰：白阳子引唐李真人呼吸提气之术，虽非至道，然却疾者不可不知。金丹大要之以意为主，是诚大要也哉，不知此意，希欲成丹，吾不知也。

陈泥丸作用诀曰：夫炼丹之要，以身为坛炉鼎灶，以心为神室，以端坐息定为采取，以操守照顾为行火，作止为进退，以间断不专为提 ① 防，以运用为抽添，以真气熏蒸为沐浴，以息念为养火，以制伏身心为野战，以凝神聚

---

① 提：原文为"隄"，据文意改。

气为守诚，以忘机绝虑为生杀，以念头起处为玄牝，以打成一块为交结，以归根复命为丹成，以移成为换鼎，以身外有身为脱胎，以返本还源为真性空，以打破虚空为了当，故能聚则成形，散则成气，去来无碍，道合自然矣。

真人曰：此段，语简而意详，大丹周折，不过如此耳。

金丹大要作用诀曰：铢也者，将准而定之也；爻也者，将效而用之也；象也者，将象而为之也；卦也者，将卦以示人，使人以此而为则例也。爻与铢者，明轻重也。象与卦者，明进退也，积三百八十四爻，而成六十四卦，积三百八十四铢，而成十六两，谓之一斤也，斤足卦满，喻丹之将成矣。

真人曰：凡言三百八十四者，合周天也，喻圆满也。神气圆满，非周天而何。

玄学正宗作用诀曰：神为气主，神动则气随；气为水母，气聚则水生。

真人曰：知凝神聚气，则水自生，水既生，则神气愈旺，而丹自结。

《灵枢经》作用诀曰：日行二十八宿，人经脉上下左右前后二十八脉，周身十六丈一尺，以应二十八宿，漏下百刻，以分昼夜。故人一呼，脉再动，气行三寸；一吸，脉亦再动，气行三寸。呼吸定息，气行六寸，十息气行六尺，日行二分，二百七十息，气行十六丈二尺，气行交通于中，一周于身，下水二刻，日行二十五分，五百四十息，气再周于身，下水四刻，日行四十分，二千七百息，气行十周于身，水下二十刻，日行五宿二十五分，一万三千五百息，气行五十营，水下百刻，日行二十八宿，漏水皆尽脉络矣，凡行八百一十丈。

真人曰：天以太阳运行而生万物，人以真气运行而结灵丹。或曰：人身一呼一吸而气脉自行，何假胎息？答曰：语云，外呼吸者，色身上事，内呼吸者，法身上事，且人之一呼一吸，积一昼夜，气方行五十营，吾今胎息，一息气即一营也，一昼夜倘不住功，即得一万三千五百营，是一日即夺一年来气候也。外以益吾色身，内即结吾法体，非浅衷愚见者可知也。

宋齐丘曰：忘形以养气，忘气以养神，忘神以养虚，只此忘之一字，则是无物也。就于忘之一字上作功夫，可以入大道之渊薮，夺自然之妙用。

真人曰：此个忘字，皆是得一步忘一步也，如不养气，何以忘气，不得神，何以忘神，自是去不得。

玄关显秘论作用诀曰：以眼视眼，以耳听耳，以鼻调鼻，以口缄口，潜藏飞跃，本乎一心，先当息定凝神，惩忿窒欲，惩忿窒欲则水火既济，水火既济则金木交并，金木交并则真土归位，真土归位①则金丹自然大如黍珠，日服一粒，神归气复，充塞天地。

真人曰：眼、耳、口、鼻，各自为者，为其根也，其根既为，则眼、耳、口、鼻无为也，此归根之捷法也。

真人曰：修行法，子能如螟蛉之专，则于结胎又何难焉？

《金笥宝录》作用诀曰：但于一念妄想之际，思平日心不得净者，此为梗耳，急舍之，久久纯熟，则自净也。夫妄想莫大于喜怒，怒里回思则不怒，喜中知抑则不喜，种种皆然，久而自净，岂独坐时。故曰：以事炼心，情无他用。

又诀曰：净坐之际，先行闭息之道。闭息者，夫人之息，一息未除，而一息续之，今明一息既生，而抑后息，后息受抑，故续之者缓②耳。久而息定，抑息，千万不可动心，动心则逐于息，息未止而心已动矣。

真人曰：前诀止念，后诀定息，皆绝妙之作用也。统而论之必念止，然后息定，念若不止，则胡思乱想，寻头觅绪，则邪火生矣。火生则气促，倘强制之，必作他患。

关尹子作用诀曰：衣摇空得风，气呵物得水，水注水即鸣，石击石即火，知此说者，风雨雷电皆缘气而生，气

---

① 真土归位：原文缺"位"，据文意补。
② 缓：原文为"缓缓"，据文意改。

缘心生，犹如内想大火，久之觉热，内想大水，久之觉寒，知此说者，天地之德，皆可同之。

了道部八

丹房节目诫谴

养浩生曰：作用口诀，弟子既得闻命矣，敢问何所节目，乞再示焉。

真人曰：所谓节目者，乃丹房中之节目也，虽非太丹之至诀，然而修行者不可不知，予今一一为子言之。

昭然子曰：入室打坐纯熟，须要凝神聚气，气定则神灵，神灵则变化，全在清净，不清净被五脏来侵，元气不全，而无所成。

初坐多昏，须节饮食，不可伤饥失饱，则气疏通，虚心则神气清。先师云：省了口中言，少了心头事，夜间睡少，肚里食少，神仙诀了。

坐间昏困，不可行走，行走动神，神动气散，气散神昏，神昏与道无益。若昏困时，起身缓缓行数步，复坐转收精神，调息归根，则睡魔自退也。

坐久，真气自下而上，往来升降，肾作热，身跳动，乃真气聚也，听其自然，后有大验。

坐久，夜间开眼见光如日月，或一片光，久而渐灭，乃是妄想光，非为真境界，不可认着，以自生魔。

坐或见山林城市，平日极爱、极嫌的人物，皆是妄想现前，扫去莫理，后自然无有也。

坐久，形神忽忘，或有真境界，亦是妄想，胡见乱见，不可说与人，除去复坐。

坐久纯熟，或真人出现，忽去忽没，听其自然，不可间断，绵绵若存，无助无忘，灵光发现，万缘顿息，喜怒七情，皆不在心，渴则饮四君子汤，或白术汤，不可吃茶水。

坐忘之际，不可熟睡，睡则气化血入肝，不能上腾，主眼目昏花，如不睡则神醒，神醒则阳气入脑。

入室坐，务要绝欲忘虑，候身中一阳生，采取进功，不差内外洞明，婴儿倘出入顶间，务要守护牢固，切不可火漏，火漏则丹败，姹女逃亡，务要火完气足，自然蒂落，往来出入，离身丈尺，亦不可速去，直须体骨老成，方可远去，务把捉日，久则飞升变化矣，号曰阳神。

入室，莫食厚味，使真气停滞，甘液壅滞，不能上达。

如有此患，饮苦茗二三盅，盖茶能涤荡油腻，化食解酒，清晨饮之能寒胃，临眠及临用功，先饮一二杯，大能助华池水上行，亦不可过多。

凡坐，不可懈怠，不可曲背，恐气滞作病，饱极勿坐，劳极勿坐，酒醉勿坐，大怒后勿坐，恐有损也。

行功法子，葱蒜不可吃，辛辣发气之物不可吃，火酒不可多吃，生物、冷物、败物、不知名之物，俱不可食，大有伤害也。

悟玄子曰：人生之初，命根立于肾间，真息寄于脐内，及其长也，斧斤其真。息者莫甚于色，宜首戒也；佐恶莫雄于酒，宜戒饮也；百病莫长于怒，宜潜消也；颓损莫过于劳，宜节劳也；减算莫切于奢侈，宜俭约也；数有乘除，财无多蓄也；才涉意料，便属妄想，宜断妄也；心一系缚，即属烦恼，宜去烦恼也。兹八者，学道之士皆宜识之。

又曰：学道不知宗祖，是犹居仕而无朝廷也，虽有修为，必多魔障，今后凡有所为，系性命间事者，必炷香礼告，密陈所由，则虚空之际，莫道无性真，不然一者，恐学道无主，则魔孽必多，中心无主，则疑惑难尽，所以必欲有所宗主矣。

天

《太上感应篇》云：勿指天地，以证鄙怀。又曰：勿怨天。

日月

《太上感应篇》曰：勿辄指三光，久视日月。

《千金要方》曰：勿怒目视日月，令人失明。

《琐碎录》曰：久视日月，令人损目。

《袁天纲阴阳禁忌历》曰：日月当前，莫得作溺。

《千金要方》又曰：凡行坐立，勿背日吉。

《西山记》云：对三光濡溺，则折人年寿。

华佗《中藏经》曰：对月贪欢成疾。

《云笈七签》曰：凡小儿勿令指月，两耳后生疮，捣虾蟆末敷，即瘥。

星云汉

《琐碎录》曰：久视星辰，令人损目。

《感应篇》曰：勿唾流星。

《琐碎录》曰：夜视星斗，认取北斗中星者，则一生无眼疾。

又云：俗传识大人星，不患疟。

又云：勿视云汉，令人损目。

风雨雾露

《琐碎录》曰：大风大雨，勿得出入。

华佗**《中藏经》曰**：当风取凉，冒雨而行，成疾病。

《博物志》曰：王尔、张衡、马均三人，俱冒雾行，一人无恙，一人病，一人死，无恙者饮酒，病者食，死者空腹。

《帝王世纪》曰：凡重雾，三日必大雨，雨未降，雾中不可冒行。

《本草》云：柏叶上露，明目。

又云：百草上露水愈百疾，令人身轻不饥，肌肉悦泽。

《酉阳杂俎》云：凌霄花上露损人目。

霜雪雷

《本草》云：冬霜寒无毒，团食，主解酒热，伤寒鼻塞，酒后诸热面赤者。

《琐碎录》云：大雪中跣足，不可便以热汤洗之，令足指随堕。

《千金要方》云：卒逢震雷，宜入室闭户，焚香净坐，安心以避之。

《琐碎录》云：雷鸣勿仰卧。

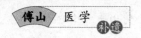

寒热

《云笈七签》云：凡人触寒来勾，面临火上成瘤，起风眩头痛。

又云：勿大湿，消骨髓；勿大寒，伤肌肉。

《千金要方》云：勿触冷开口。

《抱扑子》云：先寒而衣，先热而解。

《琐碎录》曰：伏热者，不可饮水；冲寒者，不得饮汤。

地山

《千金要方》曰：掘地二尺以下，即有土气，慎之为佳。

河江水

《琐碎录》曰：渡江河者，朱画禹字佩之，免风涛，保安吉。

《千金要方》曰：凡遇山水岛中出泉者，不可久饮，应作瘿病。

又曰：深阴地冷水不可饮，必作痰疟。

又曰：远行触热，途①中逢河勿洗面，生乌黯。

《本草》云：井水沸，不可饮，害人。

---

① 途：原文为"涂"，同"途"。

又云：甑气水，主长毛发。

身体

《琐碎录》曰：五脏神喜香斋，则气清神悦，百病不生。

又云：凡五色，皆损目，唯皂糊屏风可养目力。

又云：肝恶风，心恶热，肺恶寒，脾恶湿，肾恶渗。

《本草》云：张苍常服人乳，故年百岁，肥白如瓠。

又云：收自己乱发，洗净，于每两入椒五十粒，盐泥封固，入糠火二三升，煅一夜，冷取出，如黑糟，细研，酒服一钱，髭发长黑。

涕唾汗

《感应篇》曰：不可对日涕唾。

《云笈七签》曰：饮玉泉者，令人延年，除百病。玉泉者，口中唾也。鸡鸣平旦，晡时夜半，一日一夕，凡七漱玉泉饮之，每饮辄满口漱咽，延寿耐老。

《琐碎录》曰：远唾不如近唾，近唾不如不唾。

又曰：远唾损气，久唾损神。

《云笈七签》曰：多唾令人心烦。

《王母内传》曰：若能竟日不唾涕者，亦可含一枣咽津液也。

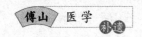

《神仙传》曰：亥子日不可唾，亡精失气，减损年命。

《养生集要》曰：大汗急传粉，着汗湿衣，令人得疮，大小便不利。

《黄帝·素问》曰：饮食饱甚，汗出于胃；惊而夺精，汗出于心；持重远行，汗出于肾；疾老恐惧，汗出于肝；摇体劳苦，汗出于脾。

华佗《中藏经》曰：劳伤汗出成疾。

《四时养生论》曰：汗出毛孔开，勿令人扇凉，亦毋为外风所中。

《琐碎录》曰：多汗损血。

嚏便尿

《云笈七签》曰：日出三丈，正面向南，口吐死气，鼻嗡日精，至鼻得嚏便止，是为气通，若不得嚏，以软物通之，使必得也，是为补精复胎、长生之道也。

《琐碎录》曰：食便后，以小指撚打嚏数次，气通则目自明，痰自化。

《感应篇》曰：不可对地尿。

《千金要方》曰：忍尿不便，膝冷成痹。

又曰：忍大便不出，成气痔。

又曰：小便勿努，令两足及膝冷。

又曰：大便不用呼气及强努，令人腰痛目涩，宜任之佳。

《琐碎录》曰：夜间小便时，仰面开目，至老目不昏。

《云笈七签》曰：凡人求道，勿违五逆，有犯者凶，大小便向南一逆，向北二逆，向日三逆，向月四逆，仰视天及星辰五逆。

行立坐

《千金要方》曰：行不得语，令人失气。

又云：凡欲行来，常存魁罡在头上，所向皆吉。

又云：行及乘马，不用回顾，则神去。

真诰曰：夜行常琢齿，琢齿亦不得限数，鬼神畏其声，不敢犯人。

《西山记》曰：行不可多言，恐神散而损气。

《黄帝·素问》曰：久行伤筋，劳于肝也。

华佗《中藏经》曰：久立则肾病。

《黄帝·素问》曰：久立伤骨，劳于肾也。

《千金要方》曰：勿跂床悬脚，成血痹，两足重，腰疼。

又云：饱食终日久坐，损寿。

《孙真人枕中歌》曰：坐卧莫当风，频于暖处浴。

《琐碎录》曰：暑月日晒处，虽冷不可坐，热则令人生疮，冷则成小肠气。

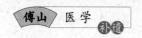

《黄帝·素问》曰：久坐伤肉，劳于脾也。

早起　夜起

《琐碎录》曰：早起以左右手摩肾，次摩脚心，则无脚气诸疾，或以热手摩面上，令人悦色，以手背熨目，则目明。

又云：煨生姜，早晨含少许，生胃气，辟山瘴邪气。

又云：晨兴，以钟乳粉入白粥中拌食，极益人。

又曰：早起不可用刷牙，恐根浮，兼齿疏易摇，久之患牙痛，刷牙皆马尾为之，极有损。

《太平御览》曰：清晨初起，以两手相叉上下之，二七止，令人不聋，次缩鼻闭息，右手从头上引左耳，二七止，次引两鬓举之，令人血气流通，头不白。又摩手令热，以摩身体，从上至下，名干沐浴，令人胜风寒时气，寒热头疼，百病皆除。

《云笈七签》曰：凡人旦起，常言善事，天与之福。

又曰：夜起裸形，不祥。

《琐碎录》曰：夜起坐，以手攀脚底，则无转筋之疾。

愁泣　怒叫　喜笑

《云笈七签》曰：勿久泣，神悲戚。

又云：大愁气不通。

《小有经》曰：多愁则心慑。

《真诰》曰：学仙之法，不可泣哭及多唾泄，此皆为损液漏精，使喉胸大渴，是以真人道士常吐纳咽味以和六液。

巢氏《病源》曰：新哭讫，不可即食，久成气病。

又曰：愤懑伤神，神通于舌 ①，损心则謇吃。

《感应篇》曰：勿朔旦号怒。

又曰：勿向北怒骂。

《云笈七签》云：勿卒呼，惊魂魄；勿恚怒，神不乐。

《小有经》曰：多怒则百脉不定。

《云笈七签》曰：大乐气飞扬。

《小有经》曰：多笑则伤脏，多乐则气溢，多喜则忘错昏乱。

巢氏《病源》曰：恣乐伤魂，魂 ②通于目，损于肝则目暗。

又云：笑多则肾转腰痛。

歌舞　语言　思念

《感应篇》曰：不可晦腊歌舞。

《云笈七签》曰：慎勿上床卧歌，凶。

---

① 神通于舌：原文为"通于舌"，据《诸病源候论》改为"神通于舌"。

② 魂：原文为"恣乐伤魂魄，通于目……"，据文意改。

《千金要方》曰：食时不可语，语而食者，常患胸背病。

又曰：行不得语，欲语须住行，语则令人失气。

《云笈七签》曰：多语则气争。

《小有经》曰：多思则神怠，多念则神散。

巢氏《病源》曰：思虑伤心，心伤则吐衄，血发则发焦。

睡卧

《黄帝·素问》曰：久卧伤气，劳于肺也。

《千金要方》曰：不可当风卧，不可令人扇，皆得病也。

又曰：上床坐，先脱左足，卧勿当舍脊下，卧讫勿留灯烛，令魂魄及六神不安，多愁怨。头边勿安火炉，日久引火气头重，目赤睛昏及鼻干。

又曰：凡人卧，勿以脚踏高处，久成肾水损房足冷。

又曰：不得昼眠，令人失气。

又曰：暮卧常习闭口，口开即失气，且邪恶从口入，久成消渴，及失血色。

又曰：屈膝侧卧益人气力胜，正偃卧按孔子寝不尸，故曰睡不厌踧，觉不厌舒。

又曰：凡卧，先卧心，后卧眼，一夜当作五度，反覆常要如之。

又曰：勿湿头卧，使人头风，眩闷，发秃，面黑，齿痛，耳痛，头生白屑。

巢氏《病源》曰：凡卧觉，勿饮水，更眠令水作水癖。

《琐碎录》云：夜卧或侧或仰，屈一足则无梦泄之患。

又云：临卧，用黄柏蜜炙，含少许，一生不患咽喉。

又云：雷鸣勿仰卧。

《云笈七签》云：多睡令人目盲。

又曰：饱食便卧，损寿也。

《云笈七签》云：人若睡，必须侧卧踡跼，阴魄全也。一觉即便展两足，叉两手，令气通遍浑身，阳气布也。

《四时养生论》曰：夜眠，自颈以下常须覆薄被，不如此，则风毒潜入，血气不行，直至觉来，顿痹瘫痪，软脚偏风因兹交至。

《墨子秘录》曰：麻黄末五分，日中面向南杵之，水调方寸，日可三服，即不睡。若要睡，用糯米粥、葵菜汤解之。依旧此炼丹守炉之秘法也。

又曰：通草茗汁，饮之不睡也。

《琐碎录》曰：决明子置枕中，最明目。

又曰：不可用菊花为枕，久之令人脑①冷。

《云笈七签》曰：神枕法，用五月五日，七月七日，取山林柏木为枕，长一尺二寸，高四寸，空中容一斗二

---

① 脑：原文为"恼"，据《医方类聚》改。

升，以柏心赤者为盖，厚二分，盖缝令密，盖上钻三行，行四十孔，凡一百二十孔，令粟米大，纳实芎䓖、当归、白芷、辛夷、杜衡、白术、藁本、木兰、蜀椒、桂、干姜、防风、人参、桔梗、白薇、荆实、肉苁蓉、飞廉、柏实、薏苡、款冬、白衡、秦椒、蘼芜，凡二十四味，以应二十四气，加毒者八味，以应八风，乌头、附子、藜芦、皂荚、茵草、矾石、半夏、细辛，上共三十二味，各一两，咬咀，以毒者上安满枕中，用布囊以衣。枕百日面有光泽，一年身中所疾及有风疾者，一一皆愈，而身尽香，四年白发变黑，齿落更生，耳目聪明，神方极验。此方未卧，仍宜用布囊重裹，卧时脱去，方不走药气。

又曰：益眼者，无如磁石，以为盆枕，可老而不昏。

梦魇　洗沐

《千金要方》曰：夜梦恶，不须说，但以水面东噀之，咒曰：恶梦著草木，好梦成宝玉，即无咎也。

《琐碎录》曰：夜停烛而寝，招恶梦。

又云：枕麝香一具于颈间，辟水注之来，绝恶梦也。

巢氏《病源》曰：人魇，勿烛，唤之魇死，止宜暗唤及远唤。

《琐碎录》曰：夜魇之人，急取梁尘吹鼻中，即醒。

《墨子秘录》曰：取雄黄一具，带之不魇。

葛洪《肘后方》曰：人不瘥，勿以灯照之，杀人。但痛啮拇指甲际，而唾其面则活，取韭捣汁饮鼻中，薤汁亦可，冬用韭根汁灌口中。

华佗《中藏经》曰：浴冷水，则生肾痹之疾。

《千金要方》曰：凡居家，不欲数沐浴，若沐必须密室，不得大热，亦不得大寒，皆生百疾。

又曰：饥忌浴，饱忌沐，沐讫，须尽少许食乃可出。

又云：常以晦日浴，朔日沐，吉。

《琐碎录》曰：人能终日断沐，永无目疾。

又云：有目疾者，切忌酒后澡沐，令人目盲。

方勺《泊宅编》曰：旧说眼疾不可沐，沐则病，甚至有失明者。白彦良云：未壮之前，岁岁患赤眼，一道人劝其断沐头，则不复病此。彦良不沐，今七十余，更无眼疾。

《云笈七签》曰：五香沐浴者，青木香也。青木华五节，五五相结，故辟恶气，检魂魄。

《沐浴身心经》曰：沐浴用五种香汤，一者白芷，能去三尸；二者桃皮，能辟邪气；三者柏叶，能降真仙；四者零陵，能集灵圣；五者青木香，能消秽召真。

《洞神经》曰：上元斋者，用云水三斛，青木香四两，真檀七两，玄参二两，四种各煮一沸，澄清，温寒适宜，

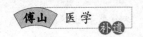

先沐后浴，此难辨者，用桃皮、竹叶剉之。

《琐碎录》曰：盛热时自日中来，不得用冷水沃面，恐成目疾。

叩 栉 漱 濯

《九真高上宝书神明经》曰：叩齿之法，左相叩，名曰撞天钟，右相叩，名曰击天磬，中央上下相叩，名曰鸣天鼓。若卒遇凶恶不祥，当撞天钟三十六遍；若经凶恶，辟邪威神大咒，当搥天磬；若存思念道，致真召灵，当鸣天鼓，闭口缓颊，使声虚而深响也。

《云笈七签》曰：朝夕叩齿，使齿不龋。

《琐碎录》曰：发是血之余，一日一度梳。

《真诰》曰：栉头理发，欲得过多通流血气，散风湿也。

《琐碎录》曰：玳瑁梳能去风屑。

《樵人真说》云：孙思邈以交加木造百齿梳用之，养生要法也。

《千金要方》曰：食毕，当漱口数过，令人牙齿不败、口香。

《琐碎录》曰：热汤不可漱口，损牙。

又云：进士刘遁遇异人曰：世人奉养，往往倒置，早漱口不若困而漱，去齿间所积，牙亦坚固。

又云：濯足而睡，四肢无冷疾。

又云：足是人之底，一夜一次洗。

《云笈七签》曰：凡脚汗勿入水，作骨痹，亦作遁疾。

养浩生曰：敢问戒文有多少数条？

真人曰：旧戒文甚多，恐法子难遵，今谨斟酌古戒，分为三十六款，以便遵行。

至道虽以传人为主，敢有人前乱将道妙如作戏谈，及妄传奸诈骄傲，非礼非义之人者，作十谴。

至道虽甚秘密，敢有希图重利，遇有德有行有志之士，因其贫而不传者，作十谴。

学道贵夫精专勤恪，敢有得诀之后，或不行，或行而不勤，一暴十寒①，无稍验，妄訾道妙者，名曰悖道，作十谴。

自入道之后，先我而仙者，皆我宗祖，后我而仙者，皆我子孙，则亲传我至道者，皆我之慈父也。敢有面誉背毁及抗傲悖慢者，名曰背师，作十谴。

自入道之后，首除色欲，次除烦恼及一切无名妄想杀盗等情，敢有犯色戒者，作十谴。人伦不在例，烦恼等情半之。

自入道之后，如行功稍得微妙，不可妄自夸大，敢有非系同心之士与之说者，作十谴。

---

① 一暴十寒：一般指"一曝十寒"，原意为晒一天，冻十天，植物便不能很好地生长，现比喻做事没有恒心，经常间断。

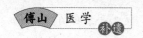

　　此身原系父精母血，恩同罔极，原当终养，敢有假道之名，背亲远游，至亲失所者，作十谴。

　　自入道以后，常搜己过，稍有不正之念，便想灵官在前，如汝不搜过，神明自能搜之，如不搜过，不改过者，作十谴。

　　授受之际，首当分别师、弟，如有朦胧授受，失却前后之序者，作九谴。

　　道术之有彼甲乃接命小术，敢有阐教之时，专言房术者，作八谴。

　　按：彼甲疑作彼家。

三、《傅青主丹亭真人问答集》

傅青主丹亭问答序

天笃老人石舟题

天下文字称最古者，伏羲氏之易画，与轩辕氏之阴符、灵枢类，皆宣泄造化，根极性命，为世所不可不读之书，易更三圣演翼而其道益尊，《灵枢》则编入于医方，为九流所擅，孔子曰：《易》之为书也，广大悉备，有天道焉，有地道焉，有人道焉，与夫学者，考信《圣经》，谓《易》则说天莫辨矣。

太原傅山青主纂

玄肤子

玄肤子曰：或问先天之气为真铅，其旨安在？答曰：真者，对凡而言，真则无形，而凡则有象也。必欲竟其说，请言其本。夫自乾坤交，而坎离之体成矣。乾坤交则混沌之体已破，故后天卦位，退乾坤于至尊无用之地，而以离坎代之。盖南北者，天地之两极也，先天卦位，本乾坤所居，今退而不用，以离坎代之，则后天之用行也。离为日，照耀于南，坎为月，照耀于北，日月交光而万物生焉。虽曰后天之用，则实先天之理。为之故，坎之真气，化而为铅，即天一所生之水也；离之真精，化而为汞，即地二所生之火也。铅、汞、水、火，皆人间有形有象之物，谓之真铅真汞，则不可名不可象也，故不得已而假有名之物以拟之。而加之曰真实，则阴精阳气而已。《易》曰：精气为物，精与气合，而人始生，皆先天之用也，以其互藏也。故男得其精而用精者化，女得其气而用气者昌。用精者化，故顺而成人；用气者昌，故逆而成丹。先天之气为真铅，厥有旨也，以先天未扰之真铅，制后天久积之真汞，则其相爱相恋之情，如夫妻子母之不忍离，是皆自然而然，有不知其所以然者。

又曰：元气为铅，元精为汞，元神果何物乎？曰：元神为性，精气之主也，以其两在而不测，通灵而无方，故命之曰神。神住则精凝，精凝则气归，气归则丹结。元精非交感之精，心中之真液也。元气非呼吸之气，虚无中之真气也。元神非思虑之神，父母未生之前之灵真也。

又曰：何以知神之统乎，精气乎？曰：即举一身之后天者，言之神，太惊则精散，而性神，神太淫则精脱，而萎缩。故神藏于精，则曰精神；神藏于气，则曰神气。修真之士，莫要于养神，神则性也。性定则神安，神安则精住，精住则气生，何以故？性定则心火不上炎，火不上炎则水不干，故身中之精亦住。凡身中五脏六腑之精，皆水也，精盛终肾者，精水成潮，滃然上腾如云雾，然吾以元神斡旋上下，是水火交而成既济也。

真人曰：玄肤子数说，可谓精透矣。然分元神、元气、元精而三之，以之论理则可，以之下手则不可，何也？语云：本来真性是金丹，四假为炉炼作团。夫神即性也，气虽是添年之药，则亦配合此性，而为延接之资者也，则三

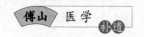

者之中，方且不可得而二之，况三之乎？故曰：以之论理则可也。

丘长春药物诀曰：气无出入息定，谓之真铅；念无起灭神凝，谓之真汞。息有一毫之未定，散而归阴，非真铅也；念有一毫之未住，流为儿趣，非真汞也。非夙有仙骨，安能如是。

真人曰：此论铅汞，最精且确。欲定神，先定气，欲定气，先定息，所谓真铅制真汞者，此也。

《金丹大要》药物诀曰：我师既指先天一气自虚无中来，致虚续曰：既自虚无中来，却非天之所降，地之所出，又非我之所有，亦非精，亦非血，非草木，非金石，是皆非也，谁得而知之乎？《易》曰：西南得朋，乃与类行。又曰：君子以虚受人。佛谓：西方莲花世界。马祖曰：西江水。《悟真篇》曰：药在西南是本乡。又曰：蟾光终日照西川。又曰：铅遇癸生须急采。又曰：取将坎位中间实，点化离宫腹内阴。《太乙真人破迷歌》曰：如何却是道，太乙含真气。太乙岂非西乎？西南者，金火所在也；坎癸者，水铅所居也。黑铅是先天一气，而隐于北方也，然本无方位。故曰：自虚无中来。

又曰：道之为物，通气而生，气复资气而育气，天地万物未有非气而自生育者。然吾所谓气，却非天地呼吸、口鼻往来，要知是气之名，须究内外之道。气之在外者，曰黑铅；气之在内者，曰黑汞，即修定之道也。

真人曰：夫真一之气，原自虚无中来，何也？未有此身之先，已有此气，则此身不过此气之招摄耳。黑铅者，气也；黑汞者，神也。何以内外言之，盖此气虽亦在内，然呼吸、趋蹶、击搏、运动，皆气也，毕竟在外而非内也，神又何以气言也。盖气之灵变处，即是神也。

《金丹大要》又曰：精、气、神，有先天，有后天。其论后天精曰：夫精者，极好之称，在人身中，通有一升六合，此男子二八已满，未泄之成数，称得一斤，积而满者，至三升。损丧者，不及一升。精与气相养，气聚则精盈，精盈则气盛。其论后天气曰：人受生之初，在胞胎内，随母呼吸而成，及乎生下，剪去脐蒂，一点元灵之气聚于脐下。凡人惟气最先呼吸，眼、耳、口、鼻、身、意，皆由于气在人身八百一十丈，与脉偕行，衰旺相关。养生之士，先资其气，在于寡欲，行走则气急而嗄①甚，睡则气粗而齁，惟坐静则气平而缓，其论后天神曰：人身外有一万八千阳神，身内有一万八千阴神，所主者，绛真人，即心王也。其人表正，其神亦正；其人谄曲，其神亦邪。

真人曰：此皆论后天也。所以后天处即是先天，其阴

---

① 嗄（shà 煞）：意为"嗓音嘶哑"。

阳二神，其心中之机权变术。非乎，用之阳明则曰阳神，用之阴暗则曰阴神。

莹蟾子曰：大凡学道，须从外药起，然后及内药。内药者，无为而无不为也。外药者，有为而有以为也。内药则无形无质，外药则有体有用，无形无质者，又实有；有体有用者，又实无。外药者，色身上事；内药者，法身上事。外药是地仙之道，内药是天仙之道。外药了命，内药了性。

真人曰：此段议论，可作前《金丹大要》中黑铅、黑汞等语的注疏。

《九转琼丹论》药物诀曰：大丹受乎神水，感气而生，因气成质。仙家定水为宗，化气结子，与母相恋，名为大丹，子受气而成形，丹禀水而立质，兹明受气而生，斯乃仙家共禁之诀，未常轻泄天机也。水虽有形，终而无质，神仙以法制之，升而复能生质也。升降既已合度，虚无灵质生焉，故曰：无质生质是还丹。

真人曰：大丹感乎神水，受气而生，此二句已尽金丹大蕴。

《仙化图论》药物曰：第一转金丹，如粪壤中有虫，其名曰蜣螂。第二转如蜣螂转粪成丸子。第三转如蜣螂有一雌一雄。第四转如蜣螂共滚粪丸从地上行。第五转如两个蜣螂共抱粪丸守而精思。第六转如粪丸之中有蠕白者。第七转如粪丸蠕已成蝉形。第八转如蝉形已弃其粪丸之壳。第九转如蜣螂死，粪丸裂，其蝉飞，此喻精妙。

真人曰：九转功夫，不过是自无形以入有形，无质成质，虚中结象，便是转还，便是丹药。

《抱一子显道图》药物诀曰：造道原来本不难，功夫只在定中间，阴阳上下常升降，金水周流自返还，紫府青龙交白虎，玄宫地轴合天关，云收雨散神胎就，男子怀胎不等闲。

许宣平《玄珠歌》药物诀曰：天上日头地下转，海底婵娟天上飞，乾坤日月本不运，皆因斗柄转其机，人心若与天心合，颠倒乾坤止片时，虎龙战罢三田静，收拾玄珠种在泥。

李道纯《中和集》药物诀曰：火符容易药非遥，天癸生如大海潮，两种汞铅知采取，一齐物欲尽镕消，掀翻万有三元合，炼尽诸阴五气朝，十月脱胎丹道毕，婴神出壳谒神霄。

又曰：炼汞烹铅本没时，学人当向定中推，客尘欲尽心无着，天癸才生神自知，情寂金来归性本，精凝坎去补南离，两般灵物交并后，阴尽阳纯道可期。

真人曰：以上四诗，皆妙入玄微，如抱一子功夫，只在定中，是生药之基也。许宣平[1]之天上日头，海底婵娟，乃水升火降之喻也。斗柄乃人身之真息也。李清庵二诗，前首乃采药功夫，后首乃配药功夫也。

石杏林药物诀曰：万籁风初起，千山月作团，急须行政令，便可运周天。

莹蟾子药物诀曰：可道非常道，行道是外功，梦儿真造化，恍惚窍冥中。

石得之药物诀曰：药取先天气，火寻太阳精，能知药取火，定里见丹成。

吕纯阳药物诀曰：要觅长生路，除非想本元，都来一味药，刚道数千般。

《金碧经》药物诀曰：元君始炼汞，神室含洞虚，玄白生金公，巍巍建始初。

梅志仙《采药歌》诀曰：阴跷泥丸，一气循环，下穿地户，上揆天关。

真人曰：以上六诗，皆明采药。石杏林之万籁千山，是河车上行之时也；莹蟾子之恍惚窍冥，是将得药之光景也；石得之吕纯阳，皆以先天一气为真种子；《金碧经》则以气投神，梅志仙则三关通透。细读参审，反复诸诀，自得真味。

---

[1] 本：原文为"平"，据文意改。

彭鹤林采药诀曰： 得诀归来试炼看，龙争虎战片时间，九华天上人知得，一夜风雷撼万山。

上阳子采药诀曰： 虎之为物最难言，寻得归来玄又玄，一阳初动癸生处，此际因名大易先。

陈泥丸采药诀曰： 半斤真汞半斤铅，隐在灵源太极先，须趁子时当采取，炼成金液入丹田。

吕纯祖采药诀曰： 捉得金精固命基，日魂东畔月魄西，于中炼就长生药，服了还同天地齐。

徐神翁药物诀曰： 灿灿金华日月精，溶溶玉液乾坤髓，夜深天宇迥无尘，惟有蟾光照神水。

陈默默药物诀曰： 兑金万宝正西成，桂魄中秋倍样明，便好用功施采取，虚中以待一阳生。

《玄奥集》药物诀曰： 一泓神水满华池，夜夜池边白雪飞，雪里有人擒玉兔，赶教明月上寒枝。

陈图南药物诀曰： 窍冥才露一端倪，恍惚未曾分彼此，中间主宰这些儿，便是世人真种子。

陈翠虚药物诀曰： 只取一味水中金，收拾虚无造化窟，促将百脉尽归源，胍作气停丹始结。

龙眉子药物诀曰： 先天一气号真铅，莫信迷徒妄指传，万化滋张缘朕兆，一灵飞走赖拘铃。

真人曰： 以上十诗，皆明采药火候。彭鹤林之一夜风雷，乃采药之光景也；上阳子之一阳初动，乃大药初生之时也；陈泥丸之子时，乃身中子时也；吕纯阳之日魂东、月魄西，乃以神归气也；徐神翁之蟾光神水，亦是以神养气也；陈默默之桂魄中秋，乃药望之时也；《玄奥集》之明月寒枝，亦是采药上升之验；陈图南之窍冥恍惚，亦虚极静笃，药苗新嫩之际；陈翠虚之脉住气停，乃大药归根之时；龙眉子之一灵飞走赖拘铃，亦是以神制气之意，读者须当细味。

钟离翁药物诀曰：塞兑垂帘寂然窥，满空白雪乱参差，殷勤收拾无令失，伫看孤轮独上时。

薛道光药物诀曰：无不为之有以为，坎中有白要归离，水源初到极清处，一点灵光人不知。

吕纯阳药物诀曰：莫怪瑶池消息稀，只缘人事隔天机，若人寻到水中火，有一黄童上太微。

李莹蟾药物诀曰：玄关欲透作功夫，妙在一阳来复初，天癸才生忙下手，采取之时须快速。

邵康节药物诀曰：忽然夜半一声雷，万户千门次第开，若识无中含有象，许君亲见伏羲来。

上阳子药物诀曰：元来一味坎中金，未得师传枉用心，忽尔打开多宝藏，木非土也不成林。

陈翠虚药物诀曰：父精母血结成丹，尚自他形似我形，身内认吾真父母，方才捉得五行精。

陈泥丸药物诀曰：西南路上月华明，大药还从此处生，记得古人诗一句，曲江之上鹊桥横。

《玄奥集》药物诀曰：炼丹仔细用功夫，昼夜殷勤守药炉，若遇一阳才起复，嫩时须采老时枯。

张玉峰药物诀曰：佛印指出虚而觉，丹阳抉破无中有，捉住元初那点真，万古千秋身不朽。

真人曰：以上十诗，如钟离翁之白雪参差，乃采药之形象也；如薛道光之水源极清，乃真药极旺之时也；如吕翁之水中火，乃气中液也；李莹蟾之玄关欲透，乃三关将透之时也；即康节之夜半声雷，乃地户已透之时也；上阳之打开多宝藏，非止三关通透，且能归中宫也；陈翠虚之身内父母，乃一神一气真药物也；陈泥丸之西南月华，西南坤，左金右火，产药之地也；《玄奥集》之采嫩忌枯，恐气旺不采，致生他变也；张三峰之捉住元初，元初者，性也，性即是神，欲捉神，先捉气，气住，神自住也。

《珠玉集》药物诀曰：水乡铅汞只一味，不是精神不是气，元来即是性命根，隐在先天心坎内。

上阳子又曰：恰恰相逢绝妙奇，中秋天上月圆时，阳生急采毋①令缓，进火功夫要虑危。

---

① 毋：原文为"母"，据文意改。

陈泥丸又曰：离坎名为水火精，本是乾坤二卦成，但取坎精点离穴，纯乾便可摄飞琼。

《玄奥集》药物口诀曰：恍惚之中有至精，龙吟虎啸最堪听，玄珠飞趁昆仑顶，尽夜河车不暂停。

薛紫贤药物诀曰：轧轧相从响发时，不从他得豁然知，桔槔说尽无生曲，井底泥蛇舞柘枝。

许宣平药物诀曰：返本还元已到乾，能升能降号飞仙，一阳生处兴功日，九转周为得道年。

陈翠虚又曰：日鸟月兔两轮圆，根在先天采取难，月夜望中能采取，天魂地魄结灵丹。

《金丹撮要》药物诀曰：一气圆成五物真，五物圆成一气灵，夺得乾坤真种子，子生孙兮又生孙。

回谷子药物诀曰：精神气血归三要，南北东西共一家，天地变通飞白雪，阴阳和合产黄牙。

王果齐药物诀曰：精气神，药最亲，以此修丹尚未真，修丹只要乾坤髓，乾坤髓即坎离仁。

真人曰：以上十诗，如《珠玉集》，水乡铅汞[①]只一味，分明指出先天一气；至于上阳子之中秋月上，则气旺欲升之时；陈泥丸之取坎填离，则使气制神之法；《玄奥集》之河车，薛紫贤之桔槔，许宣平之飞仙，皆真气上泝之意也；

---

① 汞：原文为"水乡铅"，据前文改。

陈翠虚之先天根，金丹撮要之真种子，回谷子之阴阳和合，王果齐之乾坤精髓，孰非此真一之气者乎！

陈泥丸药物诀曰：铅汞相传世所稀，朱砂为质雪为衣，朦胧只在君家舍，日日君看君不知。

李清庵药物诀曰：先天至理妙难穷，铅产西方汞产东，水火二途分上下，玄关一窍在当中。

王阳明药物诀曰：闲观物态皆生意，静悟天机入窈冥，道在险夷随地乐，心忘鱼鸟自流行。

邵康节药物诀曰：天心复处是无心，心到无时无处寻，若谓无心便无事，水中何故又生金。

陈泥丸又曰：子时气到尾闾关，夹脊河车透甑山，一颗水晶入炉内，赤龙含汞上泥丸。

真人曰：以上十首，陈泥丸砾质雪衣，亦神凝气结之喻耳；李清庵之水火下上，乃采药时，水升火降之验；王阳明之天机窈冥，盖窈冥即是天机之深处，天心复乃地下雷轰；康节深会道体之言也。炼汞铅，乃以神合气，象先精入微机之处也，若马丹阳铅汞等语，足以了千万卷丹经也，《指玄篇》之朱骥白鸦，盖形真气周流之状耳。《醒眼诗》之虎啸龙吟，陈泥丸之夹脊河车，乃贯穿三关之证也。

云房真人曰：驱回斗柄玄关里，斡转天机万象通，片响虎龙频斗罢，二物相交顷刻中。

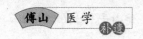

陈楠药物诀曰：夺取先天妙，夜半看辰杓，一些珠露阿谁，运到稻花头，便向此中采取，宛如碧莲含蕊，滴破玉池秋，万籁风初起，明月一沙鸥。

高象先药物诀曰：梦谒西华到九天，真人授我《指玄篇》，其中简易无多子，只要教人炼汞铅。

马丹阳药物诀曰：铅汞是水火，水火是龙虎，龙虎是神气，神气是性命。

《指玄篇》药物诀曰：奔归气海名朱骥，飞入泥丸是白鸦，昨夜虎龙争战罢，雪中微见月钩斜。

《醒眼诗》药物诀曰：木金隔间各西东，云起龙吟虎啸风，二物寥寥天地迥，幸因戊己会雌雄。

《翠虚篇》药物诀曰：醉倒酣眠梦熟时，满船运载道漕溪，一才识破丹基后，放去收来总是仙。

《古仙歌》药物诀曰：水银一味是仙药，从上流传伏火难，若遇河车成紫粉，粉擂一味化金丹。

《玄奥集》药物诀曰：移将北斗过南辰，两手双擎日月轮，飞趁昆仑山上云，须臾化作一天云。

阴长生曰：深夜龙吟虎啸时，急驾河车无暂歇，飞晶运上昆仑顶，进火玉炉烹似雪。

张元化药物诀曰：泝流一直上蓬莱，散下甘泉润九垓，从此丹田沾雨露，黄牙遍地一齐开。

《原道歌》药物诀曰：妙运丹田勤上下，须知一体合西东，几回笑指昆仑顶，夹脊分明有路通。

《玄奥集》又曰：独步昆仑望窈冥，龙吟虎啸甚分明，玉池常滴阴阳髓，金鼎时烹日月精。

群仙珠玉药物诀曰：点阳丹，事迥别，须向坎中求赤血，捉来离位制阴精，配合调和有时节。

《金丹集》药物诀曰：河车搬运上昆山，不动纤毫到玉关，妙在八门牢锁闭，阴阳一气自循环。

真人曰：以上十诗，云房真人斗柄天机，盖指吾身之真息；翠虚篇载过曹溪，乃真气过关也；古仙歌之河车，亦是真息；玄奥集二诗，前诗言真气上泥丸，化作甘露之验，后诗亦同属一意；阴长生、张元化与《原道歌》，皆指真气上行，诀俱明露。《珠玉诗》，坎中赤，亦指气言；《金丹集》，前胎息，已载不赘。

《无一歌》药物诀曰：到此得一复忘一，可以元化同出没，设若执一不能忘，大似痴猫守空窟。

白玉蟾药物诀曰：汞心炼神赤龙性，铅身凝气白虎命，内外浑无一点阴，万象光中玉清境。

吕纯阳药物诀曰：盗得乾坤祖，阴阳是本宗，天魂生白虎，地魄产青龙，运宝泥丸住，搬精入土宫，有人明此法，万载貌如童。

《玄奥集》药物诀曰：要识玄关端的处，儿女笑指最高峰，最高峰，秀且奇，彼岸濛濛生紫芝，只此便是长生药，无限修行人不知。

真人曰：以上四诗，无一歌之得一忘一，盖指气而言，白玉蟾之汞心炼神，谓炼汞即炼神也，铅身凝气，谓炼铅即凝气也。炼神则心愈灵，凝气则身长固；纯阳翁之天魂地魄，亦不外此意。《玄奥集》之儿女^①笑指高峰，亦是气上昆仑之旨也。

外附诸真碎玉药物诀

吕纯阳诀曰：无中出有还丹象，阴里生阳大道基。

李清庵诀曰：极致冲虚守静笃，静中一动阳来复。

钟离翁诀曰：一点最初真种子，入得丹田万古春。

白玉蟾诀曰：一阳才动大丹成，片晌工夫造化灵。

莹蟾子诀曰：虚极又虚元气凝，静之又静阳来复。

刘海蟾诀曰：渺邈但捞水里月，分明只采镜中花。

旌阳祖诀曰：恍惚窈冥二气精，能生万象合乾坤。

还阳子诀曰：日精若与月华合，自出真铅在世来。

李道纯诀曰：坎水中间一点真，急须取向离中凑。

李清庵又曰：三物混融三性合，一阳来复一阴消。

---

① 儿女：原文为"女儿"，据前文改。

刘奉真诀曰：些儿欲问天根处，亥子中间得最真。

《河车歌》诀曰：两物擒来共一炉，一泓神水结真酥。

段真人诀曰：四象五行攒簇处，乾坤日月自然归。

《渐悟集》歌曰：因晓丹烧火炎下，故使黄河水逆流。

虚靖天师诀曰：神若出，便收来，神返身中气自回。

《还源篇》诀曰：气是形中命。

《玄学正宗》曰：肾中生气，气中有真水，心中生液，液中有真气。

曹仙姑诀曰：神是性兮气是命，神不外驰气自定。

张平叔诀曰：真土制真铅，真铅制真汞，铅汞归真土，身心寂不动。

了道部五

诸真火候口诀

养浩生曰：古昔真师大药口诀已蒙一一详示，敢乞火候之旨？

真人曰：语云真火本无候，其卦爻符策，为初学者摄心之具耳。其实一日之内，意到处便是火，自意起时以至灭时，即属行火之候，何必纷纷辨别，以自敝其神哉，吾今以自古诸真火候口诀一一陈布，子其识之。

陈虚白火候诀曰：古歌云：圣人传药不传火，从来火候少人知。夫何谓不传，非秘不传也，盖采时谓之药，药之中有火焉；炼时谓之火，火之中有药焉，能知药而取火，则定里之丹成，自有不待传而知者也。诗曰：药物阳中阴，火候阴内阳，会得阴阳旨，火候一处详。此其义也。后人惑于丹书，不能顿悟，闻有二十四气、七十二候、二十八宿、六十四卦、十二分野、日月合璧、海潮升降、长生三昧、阳武阴文等说，必欲究竟，何者为火，何者为候，及心一生种种着相，虽得药物之真，懵然不敢烹炼，殊不知：真火本无候，大药不计斤。玉蟾曰：火本南方，离卦属心，心者神也，神即火也，气即药也。以火炼药而成丹者，即是以神驭气，而成道也。其说如此分明，如此直接，凤无仙骨，诵为虚言，当面错过，真可叹惜，然火候口诀之要，尤当于真息中求之，盖息从心起，心静息调，息息归根，金丹之母。《心印经》曰：回风混合，百日功灵者，此也。入药镜所谓：起巽风，运坤火，入黄房，成至宝者，此也。海蟾翁所谓：开辟乾坤造化机，煅炼一炉真日月者，此也。何谓：真人潜深渊，浮游守规中。心以神驭气，以气定息，橐籥之开合，阴阳之升降，呼吸出入，任其自然，专气致柔，含光默默，行住坐卧，绵绵若存。如妇人之怀孕，如小龙之养珠，渐采渐炼，渐凝渐结，功夫纯粹，打成一片，动静之间，更守消息，念不可起，念起则火炎，意不可散，意散则火冷。但使其无过不及，操守得中，神抱于气，气抱于神，一意冲和，包裹混沌，斯谓火种相续，丹鼎常温，无一息之间断，无毫发之差殊。如是炼之一刻，一刻之周天也；如是炼之一时，一时之周天也。炼之百日，谓之立基；炼之十月，谓之胎仙。以至元海阳生，水中火起，天地循环，乾坤反复，亦皆不离一息，况所谓沐浴温养，进退抽添，其中密合天机，潜符造化而不容吾力焉。故曰：火虽有候不须时，些子机关我自知，无子午卯酉之法，无晦明弦朔之节，无冬至、夏至之分，无阴符、阳火之别，无十二时只用一时之说，若言其时，则十二时，意所到，皆可为，若言其妙，则一刻之工夫，自有一年之节候，但安神息，任天然，此先师之的说也。昼夜屯蒙法自然，何用孜孜看火候，此先师之确说也。噫！圣人传药不传火之旨，尽于斯矣。若谓药自药，火自火，则吾不知矣。诗曰：学人何必苦求师，泄露天机只此书，踏破铁鞋无觅处，得来全不费工夫。

真人曰： 此诀明醒，易于觉悟，诚能于真息中含真火，真意中定真息，则虽一息之间，亦可夺天地三百六十火功也。人能凿心定息，何虑不默合符策，又奚必筹爻定策之纷纷多事乎。

尹真人火候诀曰：夫乾坤交姤，收外药也；卯酉周天，收内药也。外交媾者，后上前下，一升一降也；内交媾者，左旋右转，一起一伏也，两者循环，状似璿玑，故魏伯阳云：循环璇玑，上下周天，六爻难以察睹，世人只知有乾坤交媾，而不知有卯酉周天，是犹有车而无轮，有舟而无舵，欲望载远，讵可得乎？故《还源篇》云：轮回玉兔与金鸡，道在人身人自迷，满目尽知调水火，到头几个识东西。东者，木性也；西者，金情也。一物分二，间隔东西，今得斗柄之机斡旋，则木性爱金，金情恋木，相为交结，而金木交并也，金木交并，方成水火全功。丹经谓之和合四象者，此也。故张全一铅火秘诀云：火药之生有时节，亥末子初正半夜，精神相媾合光华，恍恍惚惚生明月，姤罢流下喷泡然，一阳来复外轻泄，急须闭住太素关，火迫药过尾闾穴，采时用目守泥丸，垂下左上且凝歇，谱之瞻理脑升玄，右边放下复起折，六六数毕药升乾，阳极阴生往若迁，须开关门以退火，自光下瞩守坤田，右上左下方凝住，二八数了一周天，此是天然真火候，自然升降自抽添，也无弦望与晦朔，也无沐浴共长篇，异名剪除譬喻扫，只斯两句是真诠。其法在乾坤交媾后行，则所结金丹不致耗散也。先以法器顶住大玄关口，次以行气主宰下照坤脐，良久，徐徐从左上照乾顶，少停，从右降下坤脐，是为一度，又坤脐而升上乾顶，又从乾顶而降下坤脐，如此三十六转，是为进阳火三十六度毕，开关以退火，亦用下照坤脐，从右上至乾顶，左边放下坤脐，是为一度，如此二十四度，是为退阴符，二十四度毕。故张紫阳曰：斗极建四时，八节无不顺，斗极实，兀然魁杓自移动，只要尔眼皎，上下交相送，须向静中行，莫向忙时动，所以用两眼皎者，何也？盖眼者，阳窍也。人之一身皆属阴，惟有这点阳耳。我以这一点阳，从下而上，从左至右，转而又转，战退群阴，则阳道日长，阴道日消。故《易》曰：龙战于野，其血玄黄，又能使真气上下循环，如天河之流转，其眼之功，可谓大矣。盖人初结胎时，天一生水，生黑睛，而有瞳人①属肾；地二生火，而有两眦属心；天三生木，而有黑珠属肝；地四生金，而有白珠属肺；天五生土，而有上下胞属脾。由此观之，则五脏精皆发于目也。因师指窍之后，见妇人小产，牛马落胎，并抱鸡之蛋，俱先生双目，而脏腑皆未成形，始知目乃先天之灵，元神所游之宅也。皇极经世曰：天之神栖于日，人之神发于目，大矣哉，人

---

① 瞳人：瞳孔，也作"瞳仁"。

之神发于目也。生身处，此物先天地生，没身处，此物先天地没。水、火、木、金、土之五行，攒簇于此；肝、心、脾、肺、肾之五脏，钟灵于此；唾、涕、精、津、液、气血之七物，结秀于此。其大也，天地可容，其小也，纤毫不纳，非吾一身之大宝也欤。

真人曰： 盖神虽是先天之火，于运用趁逐而飞者，机全在目，故此篇不啻详言之也。则眼亦谓之后天火可矣，至于起伏上下，此篇已细剖矣，又何赘焉。

昭然子药物诀曰： 凡要明心见性，且将平日心中所受一切善恶尽底屏去，毫末不存，终日兀兀，如痴婴儿，凝神入气穴，朝暮切切，丝毫无间，如猫捕鼠，如鸡抱卵，无去无来，念念相续，如坐万仞岩头，一念垂讹丧身失命，行住坐卧，死人一般，因地一提，方是性命功夫。

真人曰： 如坐万仞岩头，即是至真火候，以此推而言之，儒者之戒慎，不睹恐惧，不闻渊默雷声，尸居龙见，皆是养火功夫，患人不能行耳。

悟玄子火候诀曰： 世人终日纷扰，精神困惫，全仗夜间一睡，真人有息无睡，谓之息者，心无思也，耳无闻，目无见，四体无动，如种火相似，元气停蓄相抱，真意绵绵，与虚空同体，自能与虚空同寿。

真人曰： 有息自能无睡，与虚空同体，即是息之之法。

虚空同体者，非槁木死灰之谓也，外若无为，内实有用，灵光内抱，石蕴玉辉，达人鉴兹，神留气住，虽欲不寿，有不能也。

刘真人火候诀曰：火候喻六十四者，行功之际，除乾坤为鼎器，坎离为药物，火候升降，在六十四卦中，计三百六十爻，此一年三百六十日，一日用两卦，朝屯暮蒙，一卦有六爻，两卦计十二爻，乃一日十二时也，此皆譬喻，实乃升降，进阳火，退阴符，不过三十数，此一月也。罢功为沐浴，此一升一降，晦朔弦望，六十卦爻，三百六十日，尽入我腔子内，周而复始，循环无端。

真人曰：卦爻皆属取象，诚哉言也。又有初学行功，神浮气粗，假兹卦爻，以为凝定之助，则亦不过得兔之筌耳。

玄肤子火候诀曰：或问火符进退，朝屯暮蒙，其旨同异，答曰：余闻真火无候，大药无根，诚哉是言。夫火者，神火也，真息则火之橐龠也，今夫神气相守之时，神虽无为，而气不能无动，故一阖一辟①，与经脉上下，相为流通，所以觉其动者，谁也？神也。一气流通，元神独觉，神与气融，宽息相得，火力调匀，然后药就而丹成也。所谓朝屯暮蒙，不过言其进退之则，有如是耳，得其意，忘其象可也。

---

① 辟（pì 僻）：意为"开启，打开"。

真人曰：神为真火真息，为火之橐龠，此千圣不易之言，亦至秘之言也。

一阳子火候诀曰：火候最秘，圣人不传，今略露之。药非火不生，药熟则火化矣；火非药不生，火到则药成矣。

真人曰：药、火之为一物也，睹此自明。

又曰：凡运火之际，觉夹脊真气上冲泥丸，沥沥然有声，从头似有物触上脑中，须臾如雀卵，颗颗自腭下重楼而冰酥香甜甘美之味无比，觉有此味，乃验金液还丹，徐徐咽归丹田，自此而后，常常不绝。闭目内视脏腑，历如照烛，渐次有金光罩体也。

真人曰：此行火之时，水升火降之验也。法子功夫至此，方为真功夫，真受用。

《玄学正宗》火候诀曰：以日为年者，将四千三百二十时为月，十二月除之，得三百六十时，将时为年者，置上三百六十年，月十二乘之者，共得四千三百二十月，又以月法三①十乘之，得十二万九千六百余日，再以时法十二乘之，得一百五十五万五千二百年也，三年九转，共夺得四百六十六万五千六百年造化之功。

真人曰：此犹以年月日时乘数而言也。自予论之天地之气化，春夏秋冬，一年一个升降，吾于用功之时，运一

---

① 三：原文为"二"，据文意改。

息之功，则真气自尾闾而上，自泥丸而下，一息亦有一息之升降，一日一万三千五百息，则有一万三千五百度升降也。一月之间，即夺得天地四十万五千年升降也。一年之间，即夺天地四百八十六万升降，三季之间已得三倍。夫天地以升降化生，群动炼丹，以升降凝结真阳，孰谓不借火功之力哉，人岂可自轻用吾之一息乎？

金丹问答云：问防危。**答曰**：防火候之差失，忌梦寐之昏迷。《翠虚篇》云：精生有时，时至神知，百刻之中，切忌昏迷。

张三峰火候诀曰：火之功最大，盖性能融物者，惟火为然，故未得丹时，须借火以凝之，又借意以媒之，既得丹时，须借火以养之，又借意以调之。然火候微旨，概自从古以来，而学之人少有知者，要而言之，真火有三，三者，为当顺而利用之，太过则损之，不及则益之，俾得中和而无水干火寒之病，此须口诀，非可笔之文词间也。

栖云翁曰：人身有三斗三升火，不得风不着。

真人曰：金丹问答之防火候者，即防意也。张三峰之借意以媒之意，亦火也。在凝之之时即为火，媒之之时即为意。栖云翁之三斗三升火，不得风不着，盖风即巽风，乃真息也。

四、《丹亭真人卢祖师玄谈》

太原傅山青主手录秘本

总论

息，真人于出寰之暇，危坐松石，瞑目定息，窥天地有间，乃顾。谓诸弟曰：吾观尔等，辞荣绝利，或跋涉从予，或间关就学，岁月既深，不闻疑问，岂俱人忘言之境乎？今夕庚月在天，迅湍满壑，诚剖晰玄玄之良夜也，尔等独无意乎？座次有养浩生者，出座而立，稽颡涕泗而言曰：某不揣凡劣，欲窥妙阃者久矣，今蒙慈悯，俯度后学，敢悉愚衷而问焉。尝观自古真师未得延年，先期却病，故病魔不除，仙基难立。敢叩慈座却病之方，果何如法？

真人曰：善哉问也，汝小子乃能为未来众生发未曾有。

溯观人之未生也，本天地之一气，殆父母媾精，胎斯立焉，受天地气足而始生，则人也者，本一气而已矣。故程子曰：天以阴阳五行化生万物，气以成形。且此气之在人，鼓舞动作，悲欢痛痒，莫不由之。于是，亏此气则病，滞此气则病，惟周流一身，则康宁福祚也。吾为子言之，知生此身者不过气，则病此身者，亦不过气而已。欲知其病，先治其气。今医家以草根树皮，攻人疾苦，不过假此后天之气以调剂之、滋补之而已。且草根树皮其辛、甘、咸、苦、酸之五味，不过寒、凉、温、热、平之五气，乃天地之偏气也，且能却疾，况人之气通于天地，得气之全也，况草木之性，寒热不同，用有不当，立能杀人。吾今即以其人之道，还治其人之身，所谓此般药物，家家有者也。

养浩生曰：却病以气，今吾既得闻命矣，却治之际，独无其方乎？

真人曰：安得无之，子欲识气，先当识藏气之处。人居母腹，一呼一吸，常与母通，生而剪断脐带，一点真气，落于脐间。脐居心下肾上，共八寸四分，中虚四寸二分，而真气之根，又在四寸二分中之一寸二分焉。欲治疾者，皆从此起，此生药、长药之真去处也。

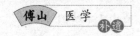

瘫痪第二

养浩生曰：设有瘫痪之疾，其治其病所属云何？仰祈慈座分明剖晰，为后来众生作大方便。

真人曰：夫瘫痪，始于中风。原其病，皆由体气虚弱，荣卫失调，或为喜怒忧思悲惊所伤，或为酒色劳力所致，因而真气耗散，腠理不密，风邪乘虚而入。故起有麻木疼痛者，乃风湿也；有口眼歪斜者，乃风中经络也；有左身不遂，手足瘫痪者，乃血虚与死血也；有右身不遂，手足瘫痪者，乃气虚与湿痰也；有左右手足皆瘫痪者，乃气血大虚也；有手足瘫痪，口㖞语涩等症者，乃血虚火盛也。大抵气血乃一物，气行则血行，气旺则血旺。年至五十以上得此疾者，宜用鼎器进气之术（方见后延年部），其人自己兼用积气之方以补其虚，行气之法以导其滞。或一百日，或二百日，立能却诸苦恼①，入快乐场。

养浩生曰：积气、行气之方云何？

真人曰：先令其人入室静坐或卧，存神脐间，入一寸三分，一呼一吸为一息，调呼吸三百六十息，然后住息，舌抵上腭，内气不出，外气不入。虽无呼吸，亦约定一呼一吸为一息，量气长短，得息多寡，必须默记。俟气稍急，

---

① 恼：原文为"脑"，据后文改。

神运其气，自尾闾夹脊上升泥丸，兼用鼻以气提之，入口化为甘津，后放下舌漱之，分三口咽，如咽硬物送入脐间，此名积气也。此为一遍。如是再起，每三遍，后仍闭息运脐间，所积之气，置之痛处，或麻木处，左右旋绕各三十六遍，或二十四遍，或十六遍，亦量长短，气急，仍运气还脐，此名行气也。每积气三遍、行气一遍为一周，自用念珠暗记，每次行五十周，或三十周，日行数次，百日自能从原，兼用鼎器，其效更速。

虚痨第三

养浩生曰：瘫痪之外，莫甚于痨，其治云何？

真人曰：痨也者，劳也。久视伤血，久卧伤气，久坐伤肉，久立伤骨，久行伤筋，或七情过多，或色欲越度，致令元气不足，心肾有亏，渐致真阳虚损，相火随旺，火旺则销烁真阳，为嗽，为痰，为喘，为热，为吐血、衄血，为盗汗遗精，为上盛下虚，手脚心热，皮焦，午后怕寒，夜间发热，或日夜不退，或懊杂怔忡，呕哕烦躁[①]，胸腹作痛，饱闷作泻，痞块虚惊，面白唇红，头目晕眩，腰背酸痛，四肢困倦无力，小水赤涩，皆系阴虚火动，水不上行，火不下降，故有种种疾患，悉宜用积气之术。倘富足之家，

① 躁：原文为"燥"，据文意改。

虽年壮者亦宜用鼎器进气，或百日，或二百日，立能却诸苦恼，入快乐场。

养浩生曰：功夫与前异乎？

真人曰：异。瘫乃攻其客邪，痨乃补其不足，其法纯用文火，置病者于极静之处，滋味调理，饮食匀称，仍上奉祖师以摄其邪妄之心，令其人在静室中，或坐或卧，存神脐内一寸三分，先调极微三百六十息毕，舌抵上腭，内气不出，外气不入，虽无呼吸，亦约定一呼一吸为一息，量气长短，得息多寡，必须默记。俟气稍急，神运其气，自尾闾夹脊上升泥丸，兼用鼻以气提之，入口化为甘津，漱之，分三口咽，如咽硬物，送入脐内，再调呼吸起，此系一遍。如胸中有痰，乃运脐间气，自脐至胸，左右各运三十转，或二十转，或十六转，量气长短，以为多寡，每积气三十遍，行气一遍。如咳急，则积气一遍，行气一遍，俟其不嗽，自用念珠暗记遍数，逐日行之。但呼吸出入之际，俱要微缓，心要闲静，此文火也。

养浩生曰：倘虚症而吐诸血，奈何？

真人曰：功夫与前稍异。但一切血症，皆属于热，阳盛阴虚，火载血上行，错经失血，故有吐血之症。均于行功时，先调文息三百六十息，每调十息，少停，咽气三口，皆如咽硬物，用意引入脐内，腹中辘辘然响，此虚火下行之验也。盖脐乃脾经，脾为五脏八脉之祖，内有八窍，能通诸络，火既下行，血自不失，直至真能不血，方行积气、行气功夫，使邪气酿为真气，各归本经，自尔痊愈，但行功每一遍毕，微呵气六口，后吸气一口，咽津入脐，此亦泄火添水之助也。

养浩生曰：倘虚症而麻木，奈何？

真人曰：功夫与前无异，但一切麻木，俱属气血两虚。行功每一遍毕，用两掌心擦令极热，遍身摸搓，干沐浴之。令气脉得通，自尔快乐。

养浩生曰：倘虚症而遗精，奈何？

真人曰：功夫不过同前。但一切梦遗，俱系邪客于阴，神不守舍，故心有所感而后泄也。其泄有三，或少年气盛鳏居，蓄念因感而泄，此泄如瓶之满溢也，此还轻易；或心家气虚，不能主宰，偶因本脏受热，阳气不收，此泄如瓶之侧出也，此为稍重；或脏腑亏弱，真元久断，心不摄念，肾不摄精，此泄如瓶之罅而漏也，此为最重。俱于前诀之外，未行功前，或夜半阳生时，急须披衣端坐，将左手捉住玉茎，提气一百度，每气一提，谷道一撮，使淫欲之水不致下行，邪妄之火不能下进，然后行功，永绝梦遗之患。今人居常梦遗，宜用回阳法，其法每夜半子时分，阳正兴时，仰卧瞑目，舌抵上腭，将腰拱起，用左手中指顶住尾间穴，用左手大指顶住无名指根，拳着，又将两腿俱伸，两脚十指俱抠起，提气每一口，俱存想其气自尾间夹脊上升泥丸，慢慢下至中田，方将腰腿手脚从容放下，不二三遍，阳即衰也。但凡世人于睡时，阳多兴举，清晨便尿赤色，虽不梦遗，亦是走阳，即大便时亦能带出。惟行功，使小便清逾泉水，方无走失，尔辈不可不知。

臌症第四

养浩生曰：虚痨之外，莫重于臌疾，其治云何？

真人曰：原夫臌症，皆由脾胃之气虚弱不能运化，致使水谷聚而不散，故成臌也。或饮食失节，不能调养，则清气下降，浊气填满胸腹，湿热相蒸，遂成胀满。经曰臌胀是也。中空无物，有似于鼓也。或怒气忧恼，郁而不伸，使邪气溢入旁经，日积月累，久成兹疾，皆为臌疾也。

养浩生曰：其法奈何？

真人曰：真气长而邪气自消。宜令病者密室静坐，瞑目握固，存神脐内一寸三分，调武火三百六十息，每三十六息，呼气六口，补气六口，调毕，舌抵上腭，内气不出，外气不入，虽无呼吸，亦约定一呼一吸为一息，量气长短，得息多寡，必须默记。俟气稍急，神运其气，自尾间夹脊上升泥丸，兼用鼻以气提之，入口化为甘津，分三口咽，如咽硬物，送入脐间，自用念珠暗记遍数，每次行五十遍，或三十遍，日行数次，凡行功毕，俱宜用掌心摸腹百十次，一月之外，自尔快乐。若脐凸肉硬，肚大青筋，足背手掌俱平者，或男从脚下肿上，女从头上肿下者，并难治之。

膈噎第五

养浩生曰：膈症之外，莫甚于膈，其治奈何？

真人曰：夫膈有数种。有气虚而膈者；有血虚而膈者；有食积而膈者；有脾泄而膈者；有因痰而膈者；皆系七情内伤，六淫外克，或醉饱饥饿失节，或房劳过度，则脾胃虚而受伤，转输不及，谷难运化，故阴自降，而阳自升，乃成天地不交之否也。

养浩生曰：其治云何？

真人曰：夫天地不交，气通则交，虽积气，令脾元气氤氲，化其余积，余积既化，气自上升，相为摩荡，自尔通泰。宜令病者，密室静坐，瞑目握固，调文火三十六息，咽气三口，用意坠下，又调武火三十六息，咽气三口，用意坠下，一文一武，周而复始，共三百六十息终。然后舌抵上腭，内气不出，外气不入，虽无呼吸，亦约定一呼一吸为一息，量气长短，得息多寡，必须默记。不俟气急，速运气上胸膈，左右运三十遍，或二十遍，或十六遍，毕，送气归脐，提上尾闾夹脊升泥丸，兼微用鼻，以气提入口，化为甘津，分三口咽，如咽硬物，送入脐内，此系一遍，暗用念珠记之，每次行五十遍，或三十遍，日行数次，不过一月，自尔快乐。兼用鼎器，其效更速。

寒疾第六

养浩生曰：膈症之外，莫重于寒，其疾奈何？

真人曰：寒者，天地杀厉之气，因人于冬，失于调理，此气入肌肤，伏乎荣卫。至春，因温暖气逼而成疾，曰温疾；至夏，因暑热之气逼而成疾，曰热疾，总之寒也。至于疫疠①，稍有不同。盖春应温而反凉，夏应热而反冷，秋应凉而反热，冬应寒而反温。有此四时不正之气，故有瘟疫。其法俱于将起，发寒作热，及头眩眼胀，腹闷胸饱，四肢作倦，即为寒疾，将发时速依法治之，汗出自尔快乐。

养浩生曰：其法云何？

真人曰：令病者厚着衣服，瞑目握固，存神脐内一寸三分，武火调息三百六十息，每三十六息一呵，呵出口中热气，勿使上攻眼目，每呵毕，咽津补之，调毕，舌抵上腭，内气不出，外气不入，虽无呼吸，亦约定一呼一吸为

---

① 疠：原文为"厉"，据文意改。

一息，量气长短，得息多寡，必须默记。俟气稍急，神运其气，自尾闾夹脊上升泥丸，兼用鼻以气提之，入口化为甘津，漱之，分三口咽下，如咽硬物，送入脐间。再调呼吸，起如此五十遍，或三十遍，毕，用两手擦面，令极热，次两大指背擦两目，次用两大指背擦鼻两边，仍闭目呵气三口，咽漱津液三口补之。行功既完，方搓热两手心，将身曲膝侧卧，将两热手紧抱阴囊，闭息而卧，皆用武火。所谓武火者，心神欲奋，呼吸欲猛，两齿紧咬，筋骨强立是也。如此行功，方得汗出，寒邪自去，如未大便，又有他法。

养浩生曰：如欲大便，又有何法？

真人曰：倘寒疾虽经出汗，然犹未便，即系寒邪有未净处，切不可乱食饮食，可于行积气功夫一完时，便须注意中宫，闭息少顷，神运其气，自中宫至肾，即提至喉，又送下肾，如此数十次，凡下，即用力咽，上即用力提，不六七遍，腹中自辘辘然响，自然便也。如此行持，自尔快乐。

痰症第七

养浩生曰：寒症之外，莫甚于痰，其治云何？

真人曰：痰乃秽浊之物。火痰黑色，老痰胶色，湿痰白色，寒痰清。其病亦自多端，或头晕目眩耳鸣；或口眼蠕动，眉棱骨痛，耳轮俱痒，或四肢游风肿硬，或齿浮而痛痒；或噫气吞酸，心下嘈杂；或痛或哕，或咽嗌不利，咯之不出，咽之不下，其痰似黑墨，如破絮、桃胶、蚬肉之状，或心下如停冰，心气冷痛；或梦奇怪之状；或足软腕酸；或腰肾骨节卒痛；或四肢筋骨疼痛；或手足麻痹臂痛，状如风湿；或脊上一条，每日如红线起；或浑身习习，如卧芒刺；或眼黏涩痒，口噤喉痹；或绕项结核；或胸腹间如有二气结纽，噎塞烦闷；或喘嗽呕吐；或吐冷涎、绿水、黑汁，甚为肺痈疮毒，皆痰所致，依法行持，立跻快乐，尔其识之。

养浩生曰：其法云何？

真人曰：医书云：善治痰者兼治气。且百病中，多有兼痰者，世所不知也。宜令病者，不拘早晚，安坐瞑目，存神脐间一寸三分，调息，先文后武，三百六十息，每三十六息，运胸间气一次，调毕，舌抵上腭，内气不出，外气不入，虽无呼吸，亦约定一呼一吸为一息，量气长短，得息多寡，必须默记。俟气稍急，神运其气，自尾闾夹脊上贯泥丸，兼用鼻以气提之，入口化为甘津，分三口咽，如咽硬物，送入脐中三次。后如前法，运胸间气一次，自用念珠暗记，每次行五十周，或三十周，日行数次，百日之内，自能复原。

养浩生曰：胸膈有痰气胀痛者，何也？

真人曰：此痰与气相结也。如不速治，必有膈噎。依前法行持，自尔快乐。

养浩生曰：浑身有肿块者，何也？

真人曰：此系湿痰流注经络，大凡人骨体患痛，或作寒热者，皆是此症。依前法行持，自尔快乐。

养浩生曰：痰在胸膈间，痛而有声者，何也？

真人曰：此名痰饮，乃死血与痰相结而成。依前法行持，自尔快乐。

养浩生曰：人身上下结核不散者，何也？

真人曰：此痰块也。依前法行持，自尔快乐。

养浩生曰：咳嗽吐黄痰者，何也？

真人曰：此脾胃有热也。依前法行持，自尔快乐。

养浩生曰：咯吐黑痰成块者，何也？

真人曰：此劳伤心肾也。依前法行持，自尔快乐。

养浩生曰：痰症之中，又有咳嗽哮吼喘急，其治亦与此同乎？

真人曰：治法稍异。但痰而无声者，用武火；痰而有声者，用文火。如喘急不能行积气功夫者，宜令其人以舌拄上腭，取华池神水漱满口吞下，用意坠至下田，送出大便，连吞十数口，少停又吞，清晨仍空心服童便二三瓯，自然水润火降，气息宁帖，方行前功，补完精气，永绝痰火之症。按咳嗽之患，四季不同。春是上升之气，夏是火炎上，秋是湿热伤肺，冬是风寒外束，各因时而文武之。喘者，因火所郁，痰在脾胃；哮吼，乃肺窍中有痰气也。宜用后法坠之，自尔快乐。

脾胃第八

养浩生曰：痰喘之外，莫甚于脾胃，其治云何？

真人曰：夫脾者，五脏八脉之总关也。居常薄滋味，节饮食，则气得周流，一身顺畅；居常滋味过厚，饮食过多，则填塞脾间，传送不及，故壅滞而成病。久则作痞，胀痛难消，故恶心不食，嗳气作酸，下泄臭屁，或腹痛吐泻，重则发热头痛，皆由伤于食也。

养浩生曰：其法云何？

真人曰：气盛则脾盛，脾盛则诸脏宣通，食气自消。宜令患者入室静坐，瞑目握固，存神脐内一寸三分，调武火三百六十息，每三十六息，补气一口，呼气一口，先呼后补，调毕，舌抵上腭，内气不出，外气不入，虽无呼吸，亦约定一呼一吸为一息，量气长短，得息多寡，必须默记。俟气稍急，神运其气，自尾闾夹脊上贯泥丸，兼用以气提之入口，漱为甘津，分三口咽，如咽硬物，送入脐中，如此数次，自然打嗳，凡嗳时，仍用口呼气三口，补气三口，自用念珠暗记，每行五十周，或三十周，日行数次，轻则目下立愈，痞疾之类，一月复原。

养浩生曰：饮食不思痞闷者，何也？

真人曰：乃胃寒也。依前法行持，自尔快乐。

养浩生曰：饮食不化作饱者，何也？

真人曰：乃脾虚也。依前法行持，自尔快乐。

养浩生曰：饮食自多者，何也？

真人曰：乃胃间伏火也。依前法行持，自尔快乐。

痔疾第九

养浩生曰：疮疾之内，莫甚于痔，其治云何？

真人曰：肠热为痔。凡人九窍中，但有小肉突起，皆曰痔，不特于肛门边为然。医家分痔为五种，乃牡、牝、脉、肠、气是也。牡痔者，肛门边发露肉珠，状如鼠奶，时时滴溃脓血；牝痔者，肛门边生疮肿突出，一日数枚，脓溃即散是也；脉痔者，肠口颗颗发痒，且痛且痒，血出淋漓；肠痔者，肛门内结核有血，寒热往来，登混脱肛；气痔者，遇怒则发，肛门肿痛，气散则愈；又有酒痔，每遇饮酒发动，疮即肿痛而流血；血痔者，遇大便则血出而

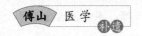

不止也。久而不治，必穿为漏。

　　养浩生曰：其法云何？

　　真人曰：此疾盖因邪热之火下降而与气凝结。治夫此者，宜提邪火，化为真气，宜令病者密室静坐，慎喜怒，薄滋味及五辛煿炙、酒蘖诸物，然后随令其人安神脐内一寸三分，调文火三百六十息，每三十六息，撮谷道，提气六口，随呼出其气三口，补气三口，调毕，舌抵上腭，内气不出，外气不入，虽无呼吸，亦为定一呼一吸为一息，量气长短，得息多寡，必须默记。俟气稍急，仍撮谷道，提气三口，干咽气一口，神运其气，自尾闾夹脊上升泥丸，兼用鼻以气提之，入口化为甘津，分三口咽，如咽硬物，送入脐中，自用念珠暗记遍数，每行五十周，或三十周，日行数次，或十日，或半月，令其病者，自尔快乐。

　　种子第十

　　养浩生曰：时俗之人，艰于子嗣，其治云何？

　　真人曰：种子之法，亦不过一气，故气合则成胎，气不合则不成胎。气虽合焉，间有其人精气衰弱，故虽生而亦不育，虽育而亦不长，虽长而亦多疾病。经云：顺则成人，逆则成丹。老子云：凡人生多疾病者，是风日之子；生而早死者，是晦日之子；在胎而伤者，是朔日之子；生而母子俱死者，是雷霆霹雳日之子；能行步有知而死者，是下旬之子；兵血死者，是月水尽之子，又是月蚀之子；能胎不成者，是弦望之子；命不长者，是大醉之子；不痴必狂者，是大劳之子；生而不成者，是平晓之子；意多恐悸者，是日出之子；好为盗贼贪欲者，是禺中之子；性行不良者，是日中之子；命能不全者，是日映之子；好诈反妄者，是晡时之子；不喑必聋者，是人定之子。天地闭气不通，其子死；夜半中合会阴阳生子，上寿贤明；夜半后合会生子，中寿聪明智慧；鸡鸣合会生子，下寿克父母。此乃天地之常理也。今人或因无嗣，广置侍妾，以致真阳之气因过于交合，胎愈不成，或服热药过多，烧竭真气，枯渣之质，胎亦不成，悲哉。求嗣首于寡欲，寡欲则相火伏，而君火用事，精壮气盛，更选经调脉和之女，一交必成胎也，蠡斯之法，此其宜焉。

养浩生曰：其法云何？

真人曰：首宜培根。培根者，培气也。气为人之根本，宜令其人择日入室，选定滋味，绝欲除梦，安神脐内一寸三分，调文火三百六十息，每三十六息，咽气六口，日行四遍，得气二十四口，如此三口，共得气七十二口，三日之后，方调息起，亦三百六十口，每三十六[①]息，咽气三

---

① 三十六：原文为"二十六"，据前文改。

口，调毕，舌抵上腭，内气不出，外气不入，虽无呼吸，亦约定一呼一吸为一息，量气长短，得息多寡，必须默记。俟气稍①急，神运其气，自尾闾夹脊上升泥丸，兼用鼻以气提之，入口化为甘津，分三口咽，如咽硬物，送入脐间，自用念珠暗记，每行五十周，或三十周，日行数次，百日后，方用调经如法之鼎，一交即生男，聪慧寿康，永得快乐。

养浩生曰：交感有候乎？

真人曰：有。大约用妇人经水净时，经有两日半净者，有三日净者，亦有血旺之女六七日始净者，不可拘定。但用洁白绵或帛，夹之宝田户内，取而目之，金色者，乃佳期也。鲜红者，未净不洁也；浅淡者，大过也。如金色，乃新红已生，于此交合，再无不成。若先期而交，则金水太盛，子宫淤塞，无受精之处；后期而交，则子宫已闭，施精亦无门而入。又云：单日成男，双日成女，四日已后不成矣。施精要子时中方可。

养浩生曰：今种子家，有（霮）、（霺）、（霖）、（霼）、（霙）、（霂），六诀者，何也？

真人曰：此诀虽善，但元阳之泄，疾若奔马，安可使之停止？且精在身中，本属一气，泄而为精，已有形也，如勉强收入后泄，倍于寻常，是使至阳之气，变为驳杂之

---

① 稍：原文为"积"，据前文改。

物，安可种子？脱如欲泄不泄，轻则为淋，重则为毒，所谓火发必刻者是也，安可从之？

养浩生曰：又有转女成男之法，其意何居乎？

真人曰：此皆意外之奇谈，不可以常理测者也。其术亦不一，或传东南桃作斧柄置孕妇床下，刃向上，勿令人见，则男胎可成者；或传弓弦系腰，百日内可转女成男者；或传雄鸡长尾插二茎于床下，转女成男者；或有佩雄黄者，盖即古佩宜男萱草之遗法也。扩而论之，人之阳气，旺成男，衰成女，此理甚明。设衰弱之人，总佩仙草，何济于事。

疟疾第十一

养浩生曰：种子之外，疾莫甚于疟，其治何也？

真人曰：疟也者，外感风、寒、暑、湿，内伤饮食劳倦，或饥饱色欲过度，以致脾气不和，痰留中脘。夫无痰不能成疟，疟将来时，呵欠怕寒，手足皆冷，发寒作战，大热口渴，头痛，腰胯骨节酸疼，或先寒后热，或先热后寒，或单寒单热，或寒多热少，或热多寒少。一日一发者，受病浅也，间日一发者，与二日连发，三日一发者，皆受病深也。俗用截疟诸法，截者，止也，谓止之而不发也。如火在草上，去火则草不焚，如强以物压之，必作他患，宁可截之乎？

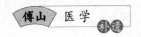

养浩生曰: 其法奈何?

真人曰: 宜先养正气,而客邪自去。宜令病者于未发之先,密室静坐,重衣厚服,着令极暖。方瞑目握固,存神脐间,调武火三百六十息,每三十六息一咽,调毕,舌抵上腭,内气不出,外气不入,虽无呼吸,亦约定一呼一吸为一息,量气长短,得息多寡,必须默记。俟气稍急,神运其气,自尾闾夹脊上升泥丸,兼用鼻以气提之,入口化为甘津,分三口咽,如咽[①]硬物,咽之送入脐中,自用念珠暗记,每行五十周,或三十周,毕,便以两掌搓热极,抱住阴囊,侧身闭息而卧,日行数次,不二三日,自尔快乐。但呼吸出入之间,俱要武火,务令汗出,使邪气从十万八千毛孔出,方为的诀。

养浩生曰: 或有成疟母者,何也?

真人曰: 元气衰惫,则成疟母,或当发疟日,不择生冷荤腥,停食在腹,皆能成之,治法不过如前。但凡疟症,增寒者,宜用火观法;增热者,宜用水火观法。

养浩生曰: 敢问何谓水火观法?

真人曰: 凡行水观法,先令病者行前功外,便如前瞑目,不必舌抵上腭,定息移神涌泉穴中,存此穴内。有一径寸水,少顷流出浸足,清凉如冰,洞心彻骨。少顷又浸

---

① 咽:原文无此,据前文补。

至膝，以至浸胸、浸顶，及六合上下，皆化为水，并无此身，呼吸之间，觉有冷气，一二日，热症自退。其火观法，亦复如是，此法不止治疟，一切寒热，均可治之。

痢症第十二

养浩生曰：疟症之外，莫甚于痢，其治奈何？

真人曰：痢也者，皆由脾胃失调，饮食停滞，积于肠胃之间，多是夏月暑湿伤脾，平日则大肠积热，故作斯疾。初起之时，肚腹疼痛，大便里急后重，小水短赤，不长，便为痢疾。

养浩生曰：其法奈何？

真人曰：其法大抵宜调元气，元气足，而暑湿肠热自除。宜令病者密室静坐，瞑目握固，存神脐内一寸三分，调文息三十六度，咽气一口，三文一武，足三百六十息，毕，舌抵上腭，内气不出，外气不入，虽无呼吸，亦约定一呼一吸为一息，量气长短，得息多寡，必须默记。俟气稍急，神运其气，自尾间夹脊上升泥丸，兼用鼻以气提之，入口化为甘津，漱之，分三口咽，如咽硬物，送入脐间，自用念珠暗记遍数。凡未行此法之先，须令其人瞑目握固，极力提气五十口，方行前功，如此或五十遍，或三十遍，逐日行数次，不必半月，自尔快乐。

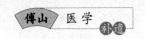

养浩生曰：疾有不同者，何也？

真人曰：大抵痢疾，均属脾胃。有噤口者，乃脾虚脾热也；痢如绿豆汁者，乃湿气伤脾也；痢作痛者，乃热流下而伤脾也；虚坐努力者，乃血虚而脾无力也。一依前法行持，自尔快乐。

呃逆嗳气第十三

养浩生曰：呃逆、嗳气之症，有以异乎？

真人曰：异。呃逆，乃胃火上冲而逆随口应，又有自脐下，上直出于口者，乃阴火上冲也，俗名打呃是也。若夫嗳气者，乃胸膈之气上升也，有胃中有火而嗳者，有胃中有痰而嗳者，有胃中有寒而嗳者。总而言之，法当理气，气理则呃逆、嗳气之症均可除也。

养浩生曰：其法奈何？

真人曰：凡有此般疾症，皆系邪气逆行。首宜降邪气，次宜积真气，真气既积，则五脏之气各自归宗。自然其疾如同冰解。先令病者密室静坐，瞑目握固，存神脐内一寸三分，调文火，每三十六息一咽，如咽极硬之物，用意坠下，至于下田，如巨石沉海之状，如此三百六十息，毕，舌抵上腭，内气不出，外气不入，虽无呼吸，亦约定一呼一吸为一息，量气长短，得息多寡，必须默记。俟气稍急，神运其气，自尾闾夹脊上升泥丸，兼用鼻以气提之，入口化为甘津，漱之，分三口咽，如咽硬物，送入脐中，自用念珠暗记遍数，如此或五十遍，或三十遍，日行数次，自尔快乐。不必半月。

吞酸第十四

养浩生曰：吞酸之症，有以异乎？

真人曰：异。有吞酸，有吐酸。吞酸者，乃酸水刺心也；吐酸者，乃吐出酸水也。俱饮食入胃，脾虚不能运化，郁积已久，湿中生火，湿热相蒸，故相蒸而作酸也。一依前法治之，自尔快乐。

嘈①杂第十五

养浩生曰：嘈杂之症，有以异乎？

真人曰：异。夫嘈杂者，俗谓之心嘈也，其疾有三：有因胃中痰为火动而嘈者，有因心血少而嘈者，有因食郁而嘈者。俱宜先降邪气，邪气既降，则火自然清，气自然平，而气降也，疾宁不痊乎？一依前法治之，无不快乐者。

---

① 嘈：原文为"餹"，据文意改。

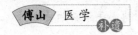

怔忡第十六

养浩生曰：或有其人，无事怏怏，若愤若怒，此属何疾？

真人曰：此七情不平，而生客气也。夫气之在人身，宜周流顺适，不宜击发扼送。若七情内攻，过于喜则气散，过于怒则气逆，过于忧则气陷，过于思则气结，过于悲则气消，过于恐则气怯，过于惊则气耗。若外感六淫[1]，风伤气则为疼痛，寒伤气则战慄，暑伤气则为热闷，湿伤气则肿满，燥伤气则为闭结。大抵一身之中，气为之主，若内气有余，客邪中伐，不觉愤怒，久而不治，侵胸则为膈，侵腹则为臌也。

养浩生曰：其法奈何？

真人曰：内气乃无形无迹之物，欲调内气，先调呼吸。盖呼吸者，标也；祖气者，本也。治其标而本自宁，宜令患者密室静坐，平心和气，瞑目握固，存神脐间一寸三分，调文火，每三十六息，不必舌抵，住息于却四火，存此神充满虚空，气稍急，从新又调，俟三百六十息，毕，方舌抵上腭，内气不出，外气不入，虽无呼吸，亦约定一呼一吸为一息，量气长短，得息多寡，必须默记。俟气稍急，

———————

① 外感六淫：原文为"六感外淫"，据文意改。

神运其气，自尾闾夹脊上升泥丸，兼用鼻以气提之，入口化为甘津，漱之，分三口咽，如咽硬物，送入脐间，自用念珠暗记遍数，或五十遍，或三十遍，日行数次，不必半月，自尔快乐。

积聚第十七

养浩生曰：尝观今人，又有积聚者，其病云何？

真人曰：医家有五积六聚。五积者，五脏所积也；六聚者，六腑所聚也。积有常形，乃血结所成，血故有形也；聚无定位，乃气结所成，气故无形也。又有积块，乃痰与食积、死血所成也。大约中为痰块，左为血块，右为食积，不可不知也。

养浩生曰：其治奈何？

真人曰：治法与痞疾颇同。但此疾，三运气而一积气，朝暮行之，不必一月，自尔快乐。

疸症第十八

养浩生曰：积聚之外，莫甚于疸，其疾奈何？

真人曰：夫疸，有黄汗，有黄疸，有酒疸，有谷疸，有女劳疸。其名虽有五，俱是脾胃水谷湿热相蒸，故尔腹胸饱闷，面目俱黄，小水短赤，如皂荚汁者，就如酒曲相

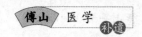

似，故湿热而生黄也。用功到小水清白时，其疾即愈也。

养浩生曰：其治奈何？

真人曰：宜令病者密室静坐，瞑目握固，存神脐内一寸三分，调文火三百六十息，每三十六息，呼气三口，补气三口，调毕，舌抵上腭，内气不出，外气不入，虽无呼吸，亦约定一呼一吸为一息，量气长短，得息多寡，必须默记。伺气稍急，神运其气，自尾闾夹脊上升泥丸，微用鼻以气提之，入口化为甘津，漱之，分三口咽，如咽硬物，送入脐间，自用念珠暗记遍数，或五十遍，或三十遍，日行数次，或半月，或二十日，自尔快乐。

霍乱第十九

养浩生曰：常见世人有霍乱之疾者，何也？

真人曰：夫霍乱者，有湿乱，有干乱，此症皆由内伤生冷，外感风寒暑湿而成霍乱。其疾忽然心腹疼痛，或上吐，或下泻，或吐泻齐作，搅乱不安，四肢厥冷，六脉沉欲绝，此名湿霍乱，俗名为虎狼病是也。因风则怕风有汗，因寒则怕寒无汗，因暑则烦燥热闷，因湿则身体重着，因食则胸膈饱闷。若吐泻烦渴不止，厥冷痛甚，转筋入腹者，死。此疾，夏月因伏暑热，霍乱吐泻者甚多，其干霍乱者，忽然心腹搅痛，手足厥冷，六脉沉细，欲吐不得吐，欲泻不得泻，阴阳乖隔，升降不通，俗名之为绞肠痧也，此为难治。若吐泻不出，胸腹胀硬，面白唇青，手足冷过肘膝，六脉伏绝，气息喘急，舌干囊缩者，死症也。

养浩生曰：其治奈何？

真人曰：此二种疾，出于仓卒，急用功为难。如素有此疾者，或疾将起之时，速令病者密室静坐，瞑目握固，存神脐间一寸三分，细细调息，切勿气息粗索，动其病处。如此，调三百六十息，每三十息，轻轻呼出三口，微微补气三口，调毕，舌抵上腭，内气不出，外气不入，虽无呼吸，亦约定一呼一吸为一息，量气长短，得息多寡，必须默记。俟气稍急，神运其气，自尾闾夹脊上升泥丸，兼用鼻轻以气提之，入口化为甘津，漱之，分三口咽，如咽硬物，送入脐间，自用念珠暗记遍数，或五十遍数，或三十遍数，顷刻之间，自尔快乐。如此功不能行，则止，令病者存神脐间，住息定气，气急调息，又为使其脏腑安静，脉络各定，自然快乐。

呕吐第二十

养浩生曰：或有其人，本无疾病，忽然之间常作呕吐者，其病何也？

真人曰：吐有数种，总皆胃气受伤，故有呕哕清水冷

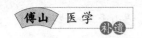

涩者，是寒吐也；有烦渴而呕哕者，是热吐也；有呕哕痰者，是痰火也；有饱闷作酸呕吐者，是停食也。均属胃气病也，久而不治，必成翻胃。

养浩生曰：其法奈何？

真人曰：胃者，脾之门户。脾者，胃之根本也。如胃气受伤，脾气必绝，脾气绝，而人能生乎？如脾气坚固，胃气必强，胃气强，而病能生乎？此疾，首降下胃气，方可积气归脾。宜令病者密室静坐，瞑目握固，存神脐内一寸三分，先调文息三十六息，呼气三口，补气三口，于补气时极力咽下，如咽最硬之物，坠下丹田，方又调武息三十六息，如前，呼、补三百六十息，毕，方舌抵上腭，内气不出，外气不入，虽无呼吸，亦约定一呼一吸为一息，量气长短，得息多寡，必须默记。俟气稍急，神运其气，自尾闾夹脊上升泥丸，兼用鼻以气提之，入口化为甘津，漱之，分三口咽，如咽硬物，送入脐间，自用念珠暗记遍数，或五十遍，或三十遍，日行数次，或半月，或廿日，病根除，真气实，永尔快乐。

头痛第二十一

养浩生曰：今人多有头痛之疾，其病何也？

真人曰：头为诸阳之首，其痛有各经之不同。有气虚而头痛者，耳鸣九窍不利也；有湿热而头痛者，头重如石，属湿也；肥人头痛者，多是气虚湿痰也；瘦人头痛者，多是血虚痰火也；遇风寒恶心呕吐头痛者，乃头风也；凡头痛偏左者，属风与血虚也；偏右者，属痰与气虚也；左右俱痛者，气血两虚也；头旋眼黑恶心者，痰厥头痛也；偏正头痛者，风气上攻也；颈项强痛者，风邪所干也；眉棱骨痛者，风热并痰也；头痛而起核块者，名雷头风也；真头痛，乃脑尽而痛，为不可治。其痛时，手足冷至节者，不治之也。

养浩生曰：其治云何？

真人曰：大抵头为众阳聚会之所，痛者，均是客邪不能下降，真气不能上达，故作疼痛。宜令其人密室静坐，瞑目握固，存神脐间一寸三分，调文火三百六十息，每三十六息，咽气一口，如咽硬物，直坠至下田，调毕，舌抵上腭，内气不出，外气不入，虽无呼吸，亦约定一呼一吸为一息，量气长短，得息多寡，必须默记。俟气稍急，神运其气，自尾闾夹脊上升泥丸，兼用鼻以气提之，入口化为甘津，漱之，分三口咽，如咽硬物，送入脐间，自用念珠暗记遍数，或五十遍，或三十遍，日行数次，或二十日，或三十日，自尔快乐。盖气也，血也，风也，痰也，火也，湿也，均统于气，气既下行，则诸邪皆随之而下降，

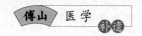

故先用咽降之法，气既降，不更积其气，则此下之物，必不坚固，故后必积此真气，以充满之、坚固之而已，此祛头痛之全法也。

耳聋第二十二

养浩生曰：今人多有耳聋之疾者，何也？

真人曰：耳乃肾之外窍，肾气虚则耳聋，或耳鸣，各有所感。左耳聋者，忿怒动脐火也；右耳聋者，色欲动相火也；两耳俱聋者，厚味动胃火也；两耳肿痛者，肾经有风热也，出脓亦系风热；有气闭耳聋者，气通则已。

养浩生曰：其治奈何？

真人曰：大抵五脏之病，莫先补气，肾尤急焉。积气倘久，气自生液，液自归肾，肾经既旺，耳自通明。宜令病者密室静坐，瞑目握固，存神脐间一寸三分，调文火三个三十六息，方调武火一个三十六息，如此排匀，调毕，舌抵上腭，内气不出，外气不入，虽无呼吸，亦约定一呼一吸为一息，量气长短，得息多寡，必须默记。俟气稍急，神运其气，自尾闾夹脊上升泥丸，兼用鼻以气提之，入口化为甘津，漱之，分三口咽，如咽硬物，送入脐中，自用念珠暗记，或三十遍，或二十遍，毕，即用两手抱头掩耳，用中、食二指轮击脑后百数，方咽干气五口，或七口，极力用意，坠至下田，日行数次，不必一月，自尔快乐。

丹亭真人卢祖师广胎息经卷之二

却病部二　静功

舌病第二十三

养浩生曰：尝闻舌乃心苗，今人或舌强、舌疮，其疾云何？

真人曰：以部位言之，五脏皆有所属；以症候言之，五脏皆有所主。如口舌肿痛，或状如无皮，或发热作渴，为中气虚热；若眼如烟触，体倦少食，或午后益甚，为阴血虚热；若咽痛舌疮，口干足热，日晡益甚，为肾经虚火；若四肢厥冷，恶寒饮食，或痰盛目赤，为命门火衰；若发热作渴，饮冷便闭，为肠胃实火；若发热恶寒，口干喜汤食少，身体作倦，为脾经虚热；若舌作强，腮颊肿，为脾经湿热；若痰盛作渴，口舌肿痛，为上焦有热；若思虑过度，口舌生疮，咽喉不利，为脾经血伤火动，若恚怒过度，作寒发热而舌肿痛，为肝经血伤火动。今人见有舌症者，即执之为心火，是未闻上项疾症者也。舌之下，有两穴，一名金津，一名玉液，此津液所生之门户，医家名为廉泉穴是也。

养浩生曰：其法云何？

真人曰：此数端疾，皆属内热。因水不能润火，故火益炽而水益枯，法当积气，积气既久，自能生水，水盛则火衰。心火不燥，舌病何生？宜令病者密室静坐，瞑目握固，调文火三百六十度，每三十六度，一呵一补，一咽一漱，调毕，舌抵上腭，内气不出，外气不入，虽无呼吸，亦约定一呼一吸为一息，量气长短，得息多寡，惟欲增息，不欲减息，皆系自然，而非矫强，必须默记。候气稍急，神运其气，自尾闾夹脊上升泥丸，兼用鼻以气提之，入口化为甘津，分三口咽，如咽硬物，送入脐中，自用念珠暗记遍数，或五十遍，或三十遍，日行数次。不四五日，自尔快乐。

养浩生曰：或有口舌生疮，咽喉肿痛，燥渴便闭者，何也？

真人曰：此三焦实火也。宜先呵气不出声，直俟口中微生凉液，便漱咽之。行此功一日或半日，再依前行功，自尔快乐。

养浩生曰：或口舌生疮，发热恶寒，劳则体倦，不思饮食者，何也？

真人曰：此中焦虚火也。宜先依前积气补虚，略带呵气泄火，自尔快乐。

养浩生曰：或口舌生疮，惟喜饮汤，不食者，何也？

真人曰：此胃气虚，不能化生津液也。止依前法积气，气盛则胃实，自无此患。

养浩生曰：或口舌生疮，饮食少思，大便不实者，何也？

真人曰：此中气虚也。止依前法积气，气生真液，可无此患。

养浩生曰：或口舌生疮糜烂，晡时内热者，何也？

真人曰：此血虚有火也，但能清心定虑，行前补气功夫，自尔快乐。

养浩生曰：或口舌生疮，食少便滑，面黄肢冷者，何也？

真人曰：此火盛土虚也。亦宜积气，气盛则脾旺，脾旺则此等症候自能蠲除。

养浩生曰：或口舌生疮，日晡发热作渴，唾痰，小便频数者，何也？

真人曰：此肾水亏损，下焦阴火也。亦宜积气，气旺则真水日增，邪火日灭，其作渴唾痰，自尔痊好。

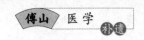
养浩生曰：或口舌生疮，口臭，牙龈赤烂，腿膝瘘软及口咸者，何也？

真人曰：此肾经虚热也。大抵此症，口苦者，心热也；口淡者，脾热也；口辣者，肺热也；口咸者，肾热也；口酸者，肝热也。吞酸与口酸不同，吞酸者，吞吐成酸；口酸者，不吞吐而时觉其酸也。凡有此数症，各随六字，一泄一补，后行积气功夫，自尔快乐。

齿症第二十四

养浩生曰：牙者，人之关键也，间有痛者，其疾云何？

真人曰：齿痛，虽病根不一，然齿者，骨之余，骨则肾所主，大约以培肾为首务。气增则肾旺，自然之理也。其疾虽有因胃火而痛者；有因风热而痛者，如开口呷风则痛甚者，此肠胃中有风邪也；开口则臭气不可闻者，此肠胃中有积热也；遇食而痛者，此肠胃中有湿热也；牙龈宣露者，此胃中有客热也；齿摇动者，肾元虚也。今人每一牙痛，或用药熏，或用药擦，或用药漱，或用药点，非不能奏俄顷之效，然终非自本自根之法也。

养浩生曰：其法奈何？

真人曰：先宜泄其余，随泄随补，使元气日固。正如种植，下加浇灌，上加修葺，自然患除。宜令患者，密室静坐，瞑目握固，存神脐间一寸三分，调文息三百六十度，每十息，三呵三补，调毕，舌抵上腭，内气不出，外气不入，虽无呼吸，亦约定一呼一吸为一息，量气长短，得息多寡，惟欲增息，不欲减息，皆系自然，而非矫强，必须默记。俟气稍急，神运其气，自尾闾夹脊上升泥丸，兼用鼻以气提之，入口化为甘津，漱之，分三口咽，如咽硬物，送入脐间，毕，仍呵气三口，补气三口，自用念珠暗记遍数，或五十遍，或三十遍，日行数次，或半月，或二十日，自尔快乐。

目症第二十五

养浩生曰：人之有目，所以明了事物也，设有疾症，果有别乎？

真人曰：有别。夫目为五脏之精华，一身之宝鉴也，故视五脏以分五轮，借八卦以名八廓。五轮者，肝属木，曰风轮，在眼为乌睛；心属火，曰火轮，在眼为二眦；脾属土，曰肉轮，在眼为上下胞；肺属金，曰气轮，在眼为白睛；肾属水，曰水轮，在眼为瞳子。至若八廓，无位有名，脾之腑为天廓，膀胱之腑为地廓，命门之腑为水廓，小肠之腑为火廓，肾之腑为风廓，脾之腑为雷廓，大肠之腑为山廓，三焦之腑为泽廓。此虽为眼目之根本，而面为包络，或因五脏蕴藏风热，或因七情郁结胸臆，以致上攻眼目，各随五脏所属而为之病，或肿赤而痛，或羞明怕日，或瘾涩难开，或云翳，或内障，或白膜遮睛，其症七十有二焉。

养浩生曰：治法奈何？

真人曰：症虽七十有二，不过主于五脏，五脏之中，气为之主。惟宜积气清心，故念念归中，则上者必下气，气归根，则郁者必消，以致气海盈满，必传达五脏六腑，五脏六腑之气既满，则风邪热毒安能少存。正如太阳当天，群阴消散也。故惟此一气，风可驱散，热可清凉，气结者可调顺，翳者可祛除，肿痛者可消，赤烂者可退。除老者日用鼎器外，凡遇中年得此疾者，宜令其人密室静坐，瞑目握固，存神脐间一寸三分，调文息三百六十度，每十息，嘘气三口，补气一口，调毕，舌抵上腭，内气不出，外气不入，虽无呼吸，亦约定一呼一吸为一息，量气长短，得息多寡，惟欲增息，不欲减息，皆系自然，而非矫强，必须默记。俟气稍急，神运其气，自尾闾夹脊上升泥丸，兼用鼻以气提之，入口化为甘津，分三口咽，如咽硬物，送入脐中，自用念珠暗记遍数，或五十遍，或三十遍，日行数次，行毕，用两大指背第二节擦热，熨眼数十次，擦毕，呵气三口，补气一口，或又令人擦两足涌泉穴，亦呵气一口，补气一口，轻者半月或二十日，重者或一月或百日，自尔痊愈。凡内障，必至关窍开通，方得快乐。

养浩生曰：小眦赤，兼之红肉堆起者，何也？

真人曰：心经虚热也。惟宜积气补虚，虚既补而热自除，又复奚患？

养浩生曰：大背赤红肉堆起者，何也？

真人曰：心经实热也。先宜端坐，焚官香一炷，视香有灰即吹之，如此吹三香，方照前行积气法，其疾自瘳。

养浩生曰：乌白翳障者，何也？

真人曰：肝病也。宜先用嘘字导泄之，次照前积气，方得快乐。凡系五脏，余皆宜照此类推，如白珠红筋翳膜者，肺病也；上下睛胞如桃者，脾病也；迎风出泪，坐起生花者，肾病也。皆照前先用字引导，后用功补全。

养浩生曰：目赤而痛者，何也？

真人曰：乃肝经实热也，宜用嘘字先泄之，后方依前积气补全，方可痊愈。

养浩生曰：羞明怕日，何也？

真人曰：此脾实也，亦宜积气。脾实，毕竟是气壅瘀，真气莫达，凡积之已久，真气贯彻，安有其邪？

养浩生曰：视物不真，何也？

真人曰：此脾虚也。宜依前积气，自尔快乐。

养浩生曰：攀睛努肉者，何也？

真人曰：此心热也。先宜呵字泄之，次宜积气补之。后宜擦热大指背熨，久久行之，自尔快乐。

养浩生曰：久病昏暗者，何也？

真人曰：此肾经真阳之气微也。如昏暗不欲视物，内障见黑花瞳子散漫，乃血少劳神及肾虚也。此外，又有远视不能近视者，火盛而水亏也；又有近视不能远视者，水盛而火亏也。皆宜积气补全。如多年内障，视物有影者，必俟开通关窍，方得复明。视物全无影者，不治。

咽喉第二十六

养浩生曰：今人咽喉有病者，何也？

真人曰：大抵咽喉为出入之门，虽医家有风、痰、火三症，然其病源必本于火，盖火能炎上，一不安戢[①]，则燥暴之势必冲喉关，此受病之因也。故或咽喉生疮，或咽喉肿痛，或咽喉闭塞，或红肿结核胀满，或喉不能言语，俱是火势夹风杂痰使之然也。

养浩生曰：治法奈何？

真人曰：首宜泄去浮游之火，次宜降下壅瘀之火，然后内运真水灌溉之。宜令病者密室静坐，瞑目握固，存神

---

① 戢（jí 极）：意为"收敛，收藏"。

脐间一寸三分，调文极火三百六十息，每五息，三呵一咽，可于咽时如咽硬物，兼用意坠下中宫，如此调毕，然后用舌抵住上腭，内气不出，外气不入，虽无呼吸，亦约定一呼一吸为一息，量气长短，以为多寡，惟欲增息，不欲减息，皆系自然，而非矫强，必须默记遍数。俟气稍急，神运其气，自尾闾夹脊上升泥丸，兼用鼻以气提之，入口化为甘津，分三口咽，如咽硬物，送入脐中，自用念珠暗记遍数，或五十遍，或三十遍，半月或廿日，日行数次，自尔快乐。

结核第二十七

养浩生曰：人身中有结核之疾，果何疾也？

真人曰：结核之症，或生项侧，或在颈，或在臂，或在身。倘生而肿痛者，多在皮里膜外，原其病根，多是痰注不散，结而成核。又云结核，乃火气热甚，则郁结坚硬如果中核也。又有一种梅核气，因七情之气郁结而成，或因饮食之时，触犯恼怒，遂有此症。其症结成痰核，或如梅核，或如破絮，在咽喉间，咯而不出，咽之不下，或中脘痞满，气不舒畅，或痰涎壅盛，上气喘极，或因痰饮恶心，呕而且吐，皆结核之症患也。

养浩生曰：其法奈何？

真人曰：病根虽在痰，然而痰不自行，必载于气，治此疾者，先当治气，气既平顺，则痰自消，而核自灭，凡此痰，摩之不痛，搔之不痒[①]，是谓气死血枯，为不可作。凡生痛作痒者可治，宜令患者密室静坐，瞑目握固，存神脐内一寸三分，调二文一武火三百六十息，调毕，舌抵上腭，内气不出，外气不入，虽无呼吸，亦约定一呼一吸为一息，量气长短，得息多寡，惟欲增息，不欲减息，皆系自然，而非矫强。俟气稍急，神运其气，自尾闾夹脊上升泥丸，兼用鼻以气提之，入口化为甘津，分三口咽，如咽硬物，送入脐中，毕，方调呼吸十息，调毕，运脐间气，行于核处，左旋三十六，右旋三十六，旋毕，送气归脐，旋时俱系闭息，如此又积气，大约首尾积气而中运气为一遍，自用念珠暗记遍数，遍数以每次行三十遍，或二十遍，为率，日行数次，半月或二十日，自尔快乐。

瘿瘤第二十八

养浩生曰：常见今人有生瘿瘤，此何疾也？

真人曰：瘿者，硬也；瘤者，留也。大约皆血气凝滞，结成瘿瘤，随身发现也。瘿多着于颈项，瘤则随气凝结，

---

① 痒：原文为"养"，据文意改。

此症年数深远，寝大寝长，其坚硬不可移者，名曰石瘿；皮色不变者，名曰肉瘿；筋脉露结者，名曰筋瘿；赤脉交加者，名曰血瘿；随人忧愁以为消长者，名曰气瘿。此五等瘿，皆不可决破，决破则脓血崩溃，多致夭亡难治。瘤亦有六种，乃骨瘤、脂瘤、肉瘤、脓瘤、血瘤、筋瘤也，亦不可决破，肉瘤尤不可决，决则杀，惟脂瘤破而去其脂粉则愈，然亦不可以长。

养浩生曰：其法奈何？

真人曰：气之在身中，如水之在地中，在在皆有。人之十万八千毛孔中，皆气薮也。常相流通而无凝滞，倘少有所凝，坚则为瘤，浮则为瘿。治瘿瘤亦宜运散其气，气散则血散，血散则瘿瘤自消。宜令患者密室静坐，瞑目握固，存神脐间一寸三分，调武火三百六十息，每三十六息，三呵一补，调毕，舌抵上腭，内气不出，外气不入，虽无呼吸，亦约定一呼一吸为一息，量气长短，得息多寡，惟欲增息，不欲减息，皆系自然，而非矫强。伺气稍急，神运其气，自尾闾夹脊上升泥丸，兼用鼻以气提之，入口化为甘津，分三口咽，如咽硬物，送入脐中，方调呼吸十息，调毕，运脐间所积之气，行于瘿瘤处，左旋三十六，右旋三十六，毕，送气归脐。旋时俱系闭息，如此又积气，大约首尾积气，中间运气为一遍，自用念珠暗记遍数，每次

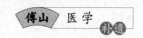

行五十遍，或三十遍，日行数次，廿日或半月，自尔快乐。

肺痈第二十九

养浩生曰：今人肺中患痈痿之症，其疾何也？

真人曰：咳嗽有脓血曰痈，久嗽不已而无脓血曰痿。若夫痿症，口干喘满，咽燥而渴，甚则四肢浮肿，咳唾脓血，或肿臭浊恶，胸中隐隐微痛者，此肺痈也。大凡此症，当咳嗽时气短胸满，时唾脓血，久久如粳米粥者，难治。若呕脓不止者，亦不可治也。其呕而脓自止者，自愈。若面色当白而反赤，此火克金位，亦属不可治之疾也。若夫肺痿久嗽不已，汗出过度，津液枯竭，尿如烂瓜，下如豕脂，小便数而不渴者，自愈。此由肺多邪火，故止唾涎沫而无脓也。若至汗出恶风，咳嗽气短，鼻塞项强，胸胀胁满，久不瘥者，即肺痿也。

养浩生曰：其法奈何？

真人曰：肺为清虚之府。原宜恬静，则无疾患，倘因其人平日营谋过多，思索烦剧，其中自有一种邪妄之火上冲肺窍，此即病根，潜为伏匿，加以煿炙辛辣，以助其奸，酒色嗔怒，以扬其焰，不觉伏匿之根乘势而发，此痈痿之因也。既明此疾，还因嗔火，首当灭嗔怒，次当远煿炙，方徐徐然运动我天然真息，汲出我自然真水，真气行则邪火自移，真水生则热毒自散。宜令病者密室静坐，瞑目握固，存神脐内一寸三分，调极文火三百六十息，每三十六息，三呵一补，调毕，舌抵上腭，运脐间气行于患处，左运三十六遍，右运三十六遍，运毕，送气归脐，大开口呵气六口，不许出声，旋时俱系闭息。如此又调息十遍，又运，凡三运毕，方内气不出，外气不入，虽无呼吸，亦约定一呼一吸为一息，量气长短，得息多寡，惟欲增息，不欲减息，皆系自然，而非矫强。候气稍急，神运其气，自尾闾夹脊上升泥丸，兼用鼻以气提之，入口化为甘津，漱之，分三口咽，如咽硬物，送入脐中，自用念珠暗记遍数，或五十遍，或三十遍，日行数次，或二十日，或一月，自尔快乐。

心痛第三十

养浩生曰：常见人有心痛之疾者，其症何也？

真人曰：原夫心痛，亦有数种。心痛初起者，胃中有热也；心痛稍久者，胃中有郁热也；心痛素喜食热物者，乃死血留于胃口也；心肠大痛，攻走腰背，厥冷呕吐者，乃痰涎在心膈也；心时痛时止，面白唇红者，乃胃口有虫也。按医家九种心痛，谓饮、食、风、冷、热、悸、虫、痰、去来也。然疾虽有九，总统于气。此气譬之三军，然附

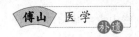

仁主则为王师，附暴虐则为寇敌，设此气安静，疾何由作？

养浩生曰：其法奈何？

真人曰：既知疾由气作，还知亦由气愈，假使真气归源，则邪气亦从而下坠。其法，宜令病者密室摄静，或坐或卧，瞑目握固，存神脐间一寸三分，调文火三百六十息，每三十六息一咽，如咽极硬物，以意送下脐间，如石沉深海之意。至腹中辘辘然有响声，方是真气下奔，邪气下降，宜行此功三五日，自觉不痛，方舌抵上腭，内气不出，外气不入，虽无呼吸，亦约定一呼一吸为一息，量气长短，得息多寡，惟欲增息，不欲减息，皆系自然，而非矫强。俟气稍急，神运其气，自尾闾夹脊上升泥丸，兼用鼻以气提之，入口化为甘津，分三口咽，如咽硬物，送入脐中，自用念珠暗记遍数，每次或行五十遍，或三十遍，日行数次，或十日，或半月，自尔快乐。

腹痛第三十一

养浩生曰：腹痛者，何也？

真人曰：腹痛亦有九种。有寒痛、热痛、食痛、血痛、湿痛、痰痛、虫痛、虚痛、实痛。腹中忽然绵绵痛，无增减，脉沉迟者，寒痛也；乍痛乍止，脉数者，热痛也；腹痛而泻，泻后痛减者，食积也；痛不移处者，死血也；小便不利而痛者，湿痰也；腹中引钓胁下有声者，痰饮也；时痛时止，面白唇红者，虫痛也；以手按之，腹软痛止者，虚痛也；腹满而硬，手不敢按者，实痛也；又有一种肚腹作痛，大便不通，按之痛甚者，瘀血在内也；又有一种怒气伤肝，胁刺痛者，是刺气痛也。凡此数种，皆宰于气，设使气能通达，何有于痛。

养浩生曰：其法奈何？

真人曰：法当增长元气。惟此元气，寒可使温，热可使凉，食可使化，血可使消，湿可使散，痰可使驱，虫可使无，虚可使实，实可使虚。但真积久，则随病奏验。此疾，宜令患者密室静坐，瞑目握固，存神脐间一寸三分，调武火三百六十息，每三十六息，用力提气一口至喉，复用力咽气一口送至脐，如此十提，送又调，直至三百六十息完，方舌抵上腭，内气不出，外气不入，虽无呼吸，亦约定一呼一吸为一息，量气长短，得息多寡，惟欲增息，不欲减息，皆系自然，而非矫强。俟气稍急，神运其气，自尾闾夹脊上升泥丸，兼用鼻以气提之，入口化为甘津，分三口咽，如咽硬物，送入脐中，自用念珠暗记遍数，每次行五十遍，或三十遍，行毕，用两掌心擦热，用力熨腹数十度，日行数次，或刻下，或一二时，立得快乐，三五日后，永无此症。

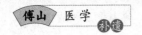

腰胁痛第三十二

养浩生曰: 常见今人有腰胁痛者,此果何故也?

真人曰: 腰属肾经,其有痛疾,虽属肾虚,然亦不一,有常常腰痛无间歇者,此肾虚也;日轻夜重者,瘀血也;遇阴雨久坐而发者,湿也;腰背重注,走串痛者,痰也;至若胁痛,亦有所分,左胁痛者,肝经受邪也;右胁痛者,肝邪入肺也;左右俱痛者,肝火盛而木气实也;两胁走注痛而有声者,痰饮也;劳伤身热胁痛者,脉必虚也;咳嗽气急,作热脉滑且数者,乃痰结痛也;左胁下有块作痛不移者,死血也;右胁下有块,作声作痛且饱闷,乃食积也。子其知之。

养浩生曰: 其法奈何?

真人曰: 肾属北方坎位,坎者水也,气也,以是观之,则气乃肾液无疑也,养气则养肾,养肾则腰胁均有所养也。宜令病者密室静坐,瞑目握固,存神脐内一寸三分,调武火三百六十息,每三十六息一咽气,送入脐中,复闭息,运脐中气行至痛处,左三十六旋,右三十六旋,旋毕,送气归脐,如是三百六十息,足,方舌抵上腭,内气不出,外气不入,虽无呼吸,亦约定一呼一吸为一息,量气长短,得气多寡,惟欲增息,不欲减息,皆系自然,而非矫强。

伺气稍急，神运其气，自尾闾夹脊上升泥丸，兼用鼻以气提之，入口化为甘津，漱之，分三口咽，如咽硬物，送入脐中，又闭息，运脐中气置于痛处，左旋三十六，右旋三十六，旋毕，送入脐中，如此一积一运，暗用念珠自记遍数，每行五十遍，或三十遍，日行数次，或十日，或半月，自尔快乐，

臂背痛第三十三

养浩生曰：今人臂背作痛者，何也？

真人曰：夫臂痛，多因湿痰横行经络，故作痛楚，至若背痛，则痰气之所聚也，其肩背不可回顾者，则太阳之气郁而不行也。

养浩生曰：其法奈何？

真人曰：人身中之气，如长流之水，周身上下，原无停时，少或为痰所阻，因风所滞，为寒所郁，因血所留，譬之沟涧中下一巨石，则流必不利，流既不利，则冲激之余必伤岸砌，今遇此疾者，宜照前行功，或于动功拣一段行之（方见本部后），自尔快乐。

骨节痛第三十四

养浩生曰：今人间有遍身骨节走注疼痛者，何也？

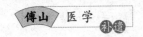

真人曰：此名痛风也。医家谓之白虎历节风，都因血、气、风、湿、痰、火六者，盗入骨间，而作痛楚；或因劳苦寒水相抟；或酒色醉卧当风，取凉或卧卑湿之地；或服雨汗湿衣蒸体而成此疾。是疾也，在上多属风，在下多属湿，然更有分别焉。凡遍身骨节疼痛者，虽属血、气、风、湿、痰、火，然亦有遍身壮热，骨节疼痛者，乃风寒也；亦有遍身走痛，日轻夜重者，血虚也；亦有肢节肿痛者，肿是湿痛，是火也；亦有四肢百节痛如虎咬者，方名白虎历节风也；其两手疼痛麻痹者，乃风痰也；两足疼痛麻木者，乃湿热也。

养浩生曰：其法奈何？

真人曰：大凡人身之风、痰、湿、热，止能因滞气所留，设真气通透，邪胡能留？宜令病者密室静坐，瞑目握固，存神脐间一寸三分，调文火三百六十息，每三十六息一咽，如咽硬物，送入脐间，随运脐中气行于痛处，左旋三十六，右旋三十六，闭息行之，俱要热极有汗更妙，数足，方舌抵上腭，内气不出，外气不入，虽无呼吸，亦约定一呼一吸为一息，量气长短，得息多寡，惟欲增息，不欲减息，皆系自然，而非矫强。俟气稍急，神运其气，自尾闾夹脊上升泥丸，兼用鼻以气提之，入口化为甘津，漱之，分三口咽，如咽硬物，送入脐中，仍前运气旋绕痛处一次，如此一积一运，自用念珠暗记遍数，每次行五十遍，或三十遍，毕，仍行动功数十遍，运动积滞，十日或半月，自尔快乐。

脚气第三十五

养浩生曰：脚气之症，果何主乎？

真人曰：脚气，症虽不一，大约麻是风，痛是寒，肿是湿也。其两足内踝骨红肿痛者，名为绕踝风；其两足外踝骨红肿痛者，名为穿踭风；其两膝红肿痛者，名为鹤膝风；其两腿胯痛者，名为腿股风；肿者，名湿脚气，湿者筋脉弛长而软，或浮肿，或生臁疮之类是也；不肿者，名干脚气，干即热也，筋脉踡缩挛痛，枯细不痛之类是也。发之于病，或无汗，走注为风；或拘挛掣痛为寒；或肿满重痛为湿，或燥渴便实为热也；或又有脚气转筋者，是血热也；或又有脚气冲心者，斯为最恶之症也。

养浩生曰：其法奈何？

真人曰：症名脚气，则宜导气为主，气若归经，而风痰湿热自然消散，如戎首皈顺，余贼自灭也。宜令病者密室静坐，瞑目握固，存神脐间一寸三分，调先武后文火三百六十息，每三十六息，咽气三口，如咽硬物，送入脐中，随运脐中气行于痛处，左旋三十六，右旋三十六，次次如之，数足，方舌抵上腭，内气不出，外气不入，虽无呼吸，亦约定一呼一吸为一息，量气长短，得息多寡，惟欲增息，不欲减息，皆系自然，而非矫强。俟气稍急，神运其气，自尾间夹脊上升泥丸，兼用鼻以气提之，入口化为甘津，漱之，分三口咽，如咽硬物，送入脐中。仍前运气，旋绕痛处一次，如此一积一运，自用念珠暗记遍数，每次行五十遍，或三十遍，日行数次，或半月，或二十日，自尔快乐。

癫疝第三十六

养浩生曰：癫疝之症，何也？

真人曰：疝乃肝经之疾，宜通勿塞。绝与肾经无干。或有无形无声者，或有有形如瓜，有声似蛙者，是疝病也。始因湿热在经，潜伏日久，后感寒气，外不得疏散，所以作痛。然不可执作寒看，其病症亦自不一，或肠中走气，作声或痛者，是盘肠气也；或小肠阴囊手按作响声痛者，是膀胱气也；或小肠脐旁一梗升上钓痛者，是小肠气也；或小腹下注，上奔心腹急痛者，是偏坠也；或阴子虽硬，大而不痛者，是木肾气也；或因气恼而即起疝者，是气攻也；或因劳碌而发疝者，是挟虚也；或发于寒月者，是寒邪入膀胱也；或发于暑月者，是暑入膀胱也；或年久而不愈者，法宜补气也。医家有七疝，乃寒、水、筋、血、气、孤、癫也。

养浩生曰：其法奈何？

真人曰：均宜补气，真气复原，则下者自升，上者自降。癫疝之疾，不过邪淫之气下藏肾脉，倘出入之气既调，包藏之气则盛，何论新旧，一概可捐。宜令病者密室静坐，瞑目握固，存神脐间一寸三分，调文火三百六十息，每三十六息一咽，补之，调毕，舌抵上腭，内气不出，外气不入，虽无呼吸，亦约定一呼一吸为一息，量气长短，得息多寡，惟欲增息，不欲减息，皆系自然，而非矫强。俟气稍急，神运其气，自尾闾夹脊上升泥丸，兼用鼻以气提之，入口化为甘津，漱之，分三口咽，如咽硬物，送入腹中，自用念珠暗记遍数，每次行五十遍，或三十遍，日行数次，或二十日，或三十日，自尔快乐。

瘘躄第三十七

养浩生曰：或有瘘躄之症者，何也？

真人曰：瘘者，上盛下虚，能食不能行也。主内伤气血虚损，不可误作风论，盖风为外感，瘘是内伤，故有人若足常热者，后必瘘，多年不得起者有之。其肥人得此疾者，属气虚有痰；瘦人得此疾者，属血虚有火。又不可不

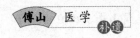

知也。

养浩生曰：其法奈何？

真人曰：此疾于补气更为吃紧。夫既属上盛，则气必专在于上，既名下虚，则气不通达于下，以致旦昼所积，止供销烁，又胡能浃洽于四肢？宜令[1]患者于密室中，瞑目握固，存神脐间一寸三分，调先文后武火三百六十息，肥者，每三十六息一咽，补；瘦者，每三十六息一咽，用意坠至脐，各调毕，方舌抵上腭，内气不出，外气不入，虽无呼吸，亦约定一呼一吸为一息，量气长短，以为多寡，惟欲增息，不欲减息，皆系自然，而非矫强。伺气稍急，神运其气，自尾闾夹脊上升泥丸，兼用鼻以气提之，入口化为甘津，漱之，分三口咽，如咽硬物，送入脐中，自用念珠暗记遍数，每次行五十遍，或三十遍，日行数次，一月或二月，自尔快乐。

消渴第三十八

养浩生曰：或有消渴之症者，何也？

真人曰：夫消渴有三，均属内虚有热也。或小便不利而渴者，内有湿也；小便自利而渴者，内有燥也。三消之别，上消乃肺火，饮水多而食少也；中消乃胃火，消谷易

---

① 令：原文为"居"，依前文改。

饥，不生肌肉，小水赤黄是也；下消乃肾虚，不生津液，如海无潮也，海失泽也。总之皆为元气亏欠^①，不能传达作润，所以有此三消。设真元内充，则必鼓荡焉，润泽焉，何有斯疾？

养浩生曰：其法奈何？

真人曰：人身真气，出则为气，入则为液，熏蒸之则为火，补气则增液，液生则渴除，胎息则补气，气补则馁实，自然之理也。宜令病者密室静坐，瞑目握固，存神脐中一寸三分，调文息三百六十度。上下二消疾，每三十六息着力一咽，送至中宫；中消疾，每三十六息，呵气三口，着力咽一口，送至中宫。各三百六十息，毕，然后舌抵上腭，内气不出，外气不入，虽无呼吸，亦约定一呼一吸为一息，量气长短，得息多寡，惟欲增息，不欲减息，皆系自然，而非矫强。伺气少急，神运其气，自尾闾夹脊上升泥丸，兼用鼻以气提之，入口化为甘津，漱之，分三口咽，如咽硬物，送入脐中。自用念珠暗记遍数，每次行五十遍，或三十遍，日行数次，随有津液，立去胃火，若欲除根，或半月，或二十日，或一月，俟真气充满，津液上潮，自尔快乐。

---

① 欠：原文为"歉"，据文意改，下同。

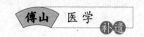

痉病第三十九

养浩生曰：尝见人有痉病者，何也？

真人曰：痉病，多是血虚气欠风痰而成。其病头项强直，身热足寒，面赤头摇，口噤[1]目脉赤，背反张，手挛急，脚如弓，脉弦急，是痉病也。开目无汗，是刚痉，属阳；闭目有汗，为柔痉，属阴。凡一切伤寒杂症，汗、吐、下后入风，亦成痉病；发疮家汗，亦成痉；产后去血过多，亦成痉；有跌磕打伤，疮口未合，冒风者，亦成痉，此名破伤风也。若身凉手足冷，脉沉细者，名阴痉；若眼牵嘴扯，手足战摇伸缩者，是风痰痉；滑数者，名痰火痉；若目瞪[2]口开，真气昏瞆，不知人者，断死无疑。若小儿吐泻惊风发痉者，谓角弓反张，病与痉同。

养浩生曰：治法奈何？

真人曰：此病最为难治，法亦不可拘执，宜各依原来疾症，活法治之。其不能行功者，宜用鼎器，照遍数进气，或用按摩，依穴道导气。大抵此病，死生在于俄顷，治之不可轻忽，治法在人，随前症加减；用之可也。

---

① 噤：原文为"禁"，据文意改，下同。
② 瞪：原文为"蹬"，据文意改。

疮疡第四十

养浩生曰：外病不过疮疡，其治何也？敢乞仁慈，一一条分，垂示后学。

真人曰：疮莫甚于痈疽，其瘰、疔、廉、疥，折金伤人，其次也。如疮大而高起者，痈也，属乎阳，乃六腑之气所生也。平而内发者，疽也，属乎阴，乃五脏之气所生也。其症倘肿痛热渴，大便闭结者，邪在内也；肿焮作痛，寒热头痛者，邪在表也；焮肿痛者，邪在经络也，微肿微痛，而不作脓者，气血虚也；漫肿不痛，或不作脓者，或脓成不溃，气血虚甚也，色黯而微肿痛，或脓成不出，或腐肉不溃者，阳气虚寒也。经云：诸痛痒疮疡，皆属心火。若肿赤烦躁，发热引冷，便闭作渴，脉洪数实，是其常也；若脉微皮寒，泻痢肠鸣，饮食不入，呕吐无时，手足逆冷，是变常也。或大按乃痛者，病深；小按即痛者，病浅；按之即陷，不复者，无脓；按之即复者，有脓也。

养浩生曰：其法奈何？

真人曰：若痈疽之症，皆由其人，性不能抑情，气不能胜怒，以致血壅气滞，而作是疾。盖痈者，壅也；疽者，阻也；疖者，节也。血壅气阻，不得周流。凡此疾，初起微红时，法宜运动真气，以移散之；将脓时，用文火以引导其脓，保固心经，勿令毒热犯内；作痛作楚溃脓时，用武火以散发余毒，骤长元气，使身体易健也。此三法，不若遇红点初起，即嚼生豆一粒，如豆味即是痛疾，宜用移法为妙，宜令患者，密室静坐，瞑目握固，存神脐内一寸三分，调文火三百六十，每三十六，大开口不出声，呵气三口，补气三口，送入脐中，随移脐中气行于患处，闭息，左旋三十六，右旋三十六，旋毕，送入脐中，数足，方舌抵上腭，内气不出，外气不入，虽无呼吸，亦约定一呼一吸为一息，量气长短，得息多寡，惟欲增息，不欲减息，皆系自然，而非矫强。候气稍急，神运其气，自尾闾夹脊上升泥丸，兼用鼻以气提之，入口化为甘津，漱之，分三口咽。如咽硬物，送入中宫，仍前运气一次。自用念珠暗记遍数，每次行五十遍，或三十遍，日行数次，闲空不积气，日专行运气，未行此功，用鲜姜一片擦患处，痛务至痒，痒务至痛，方尔行功，不三四日，其毒自消，此初起时法也。如其毒已成，红紫焮热，专行积气，更于调息时，每三十六息，呵气三口，补气三口，俱是文火也。如脓已溃，每三十六息，咽气三口，专行积气，俱是武火也。依此法行，已成未成，俱得快乐。

养浩生曰：痈疽之症，医家有五善七恶之别，何说也？

真人曰：夫善者，动息自宁，饮食知味，便尿调匀，脓溃肿消，水鲜不臭，神采精明，语言清朗，体气和平是也。此系腑症，病微邪浅，更能慎起居，节饮食，兼行前功，刻下即愈。夫恶者，乃五脏亏损之症，或因汗下失宜，荣卫消烁；或因寒凉克伐，气血不足；或因峻厉之剂，胃气受伤，以致真气虚而邪气实，外似有余，而内实不足，法当纯补真气，真气充则脾元自壮，多有可生，不可因其恶而遂弃之。

养浩生曰：七恶之名，请直示焉。

真人曰：若大渴发热，泄泻淋闭，乃邪火内淫，一恶也；若脓血既泄，肿痛尤甚，脓色败臭者，乃胃气虚而火盛，二恶也；若目视不正，黑睛紧小，白睛青赤，瞳子上视者，乃肝肾阴虚而目紧急，三恶也；若喘粗气短，恍惚嗜卧者，乃脾肺虚火，四恶也；若肩背不便，四肢沉重者，乃肾亏，五恶也；若不能下食，及服药而呕，食不知味者，乃胃气虚弱，六恶也；若声嘶色败，唇鼻青赤，面目四肢浮肿者，乃脾肺俱虚，七恶也。七恶之外，又有腹痛、泄泻、咳逆昏聩者，乃阳气虚弱，寒邪内淫之恶症也；若有溃后发热恶寒作渴，或怔忡惊悸，癙寐不宁，牙关紧急，或头目赤肿，自汗盗汗，寒战咬牙，手撒身热，脉洪大，按之如无，或身热恶衣，欲投于水，其脉浮大，按之细微，

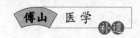
衣厚乃寒，此真气虚极，传变之恶症也；若手足逆冷，肚腹疼痛，泄痢肠鸣，饮食不入，吃逆呕吐，此阳气虚弱，寒气所乘之恶症也；若有汗而恶寒，或无汗而恶寒，口噤足冷，腰背反张，颈项直强，此气血虚极，传变之恶症也。

傅山拳法与导引功法考证

　　傅山拳法当先从《傅拳图》的发现说起，即从蔡承烈先生之祖母何氏说起。据称是何氏出嫁时临摹《傅拳图》作为陪嫁珍品带到蔡家。何家当时是灵石县两渡镇有名的武术世家，何氏亦酷爱武术，带图陪嫁以示珍爱。

　　据史志资料证明，明末清初，傅山曾四次到灵石县介子推庙附近的天竺寺居隐，并授寺僧五禽戏、八段锦等套路。又载傅山与当地何氏祖何世基有深交。据何氏家谱记述："世基闻青主在介庙闲逸，遂亲临邀请，青主知其为人，乐而应之，就学者为世基子、侄等，青主也演拳健身，子、侄等爱之，遂也兼学拳棒。"由此可证，《傅拳图》能现于何家可信（见后附图），此事该县旧志也有记载。

　　中华人民共和国成立后，《傅拳图》在承德、北京展览时，原北京铁道兵团军事法院院长李思元和原北京市第二清洁车辆厂程怀玉发现，他们练的子午太极拳及绵山太极拳与《傅拳图》拳法歌诀完全一样，喜称："这可找到根源了。"李思元，原名师渊，山西省寿阳县泥庄村人，1935年参加革命，称其在寿阳念书时就羡慕傅山拳，听其父讲，傅山拳在寿阳很有名气，五峰山道士会练，但不传旁人。李兄师泌在太原大宁堂（傅山坐堂）当学徒，堂人葛苏元等人会练傅拳，李思元为学傅拳，专程到太原拜葛苏元为师。据葛苏元介绍，傅山拳原叫朝阳拳，是傅山当年在晋祠朝阳洞读书时编创的。在后学者传练中，演变成子午太极拳或绵山太极拳了，但拳谱都相同。

朝阳拳以道家之吐纳导引，医家之经络走向，结合易筋经、八段锦、紫微八卦舞的动作编成。整个套路结构严谨，动作起承转合，自然顺道，强调经内导外，外运动形体，内牵引按摩，上动下随，下动上领，上下齐动，中部随应，中部欲动，上下和随，内外连贯，前后相需，以意领气，顺其自然，轻轻运动，连绵不断，势停意不停，劲断神不断，头、眼、心、耳、手、足、腰、裆八体相关。一枝动，百枝摇，一动无有不动，五脏六腑，筋络肌肤，四肢百骸，相连相随，势势相关，使机体协调统一，内外相合一致，使意识、呼吸、身体都得到良好的锻炼。在吐纳功法疗病过程中，光行静功也不是都可以的，尤其在遇到气机积滞情形时，非以运动导引才能见效。这在傅山录《丹亭卢祖师玄谈》第三十三、第三十四篇分别强调"照前行功（指吐纳）或于动功练一段行之"及"仍行动功数十遍运动积滞"，与傅山编创《朝阳拳》运动以助导引行气完全一致。

"动静结合，内外双修"是傅山吐纳导引修炼健身的重要特点。

后附《子午太极拳》拳谱及歌诀。

一、《子午太极拳》八十一式拳谱

无极势

1. 双挂金钩
2. 金龙合口
3. 左右甩手
4. 圣人拱手
5. 白鹅展翅
6. 指头盖面
7. 勾挂十字掌
8. 搂打腾枫
9. 石郎反撞
10. 推门闭扇
11. 黄龙转身
12. 箭矢鲲鹏
13. 左右推窗望月
14. 白鹅单展翅
15. 提膝十字掌
16. 丁盖炮
17. 退步猴王坐殿
18. 铁门栓
19. 顺手单鞭
20. 推门闭扇
21. 童子拜老庄
22. 挡手走势
23. 顺势单鞭
24. 右高探马
25. 推窗望月
26. 右地锦
27. 腾枫拍脚
28. 高探马
29. 推窗望月
30. 左地锦

31. 腾枫拍脚

32. 石郎反撞

33. 左右蹬脚

34. 搂膝栽捶

35. 推窗望月

36. 左右春风摆柳

37. 左右掤拈

38. 怀中抱月

39. 白鹅双展翅

40. 甩手走势

41. 玉女穿梭

42. 掤拈击捶

43. 滚手栽捶

44. 左右连环腿

45. 左右展翅

46. 狮子抖毛

47. 托掌拈拳

48. 狮子抖毛

49. 托掌拈拳

50. 狮子抖毛

51. 青龙探爪

52. 秦王大立碑

53. 金鸡独立

54. 黄龙转身

55. 白蛇吐信

56. 黄蜂出洞

57. 怀中抱月

58. 魁星戏斗

59. 青龙探爪

60. 十字挂面脚

61. 狮闯金门

62. 跺步冲天炮

63. 猴王坐殿

64. 拴马势

65. 双峰贯耳

66. 插花盖顶

67. 黄龙转身

68. 左右蹬脚

69. 左右搂打腾枫

70. 七星势

71. 冲天炮

72. 翻身连环捶

73. 甩手转身   78. 左甩手

74. 摆莲   79. 托衣势

75. 左推移   80. 右甩手

76. 右推移   81. 采献三元

77. 托衣势

扫码领取

• 电子书拓展
• 中医学解析
• 傅山书法册
• 傅山画作集

二、《子午太极拳》歌诀

子午太极傅山传，寻源究底五峰山，

起势无极桩来站，大小周天气运转，

双挂金钩势为中，金龙合口两分仪，

凤凰开膀左展翅，再展右翅两相分，

圣人拱手上下引，怀中抱月妙在空，

推门闭扇进右步，金龙合口紧相跟，

白鹅亮翅提右膝，指头盖面抱月中，

勾挂十字掌一起，搂打腾枫左右行，

石郎反撞小擒打，推门闭扇左步进，

黄龙转身中抱月，三叠箭步势拉弓，

推窗望月连二次，推门闭扇紧相跟，

白鹅单展须左右，丁盖二炮连珠动，

穿掌退步势应变，猴王坐殿退步行，

铁门闩推窗望月，拗单鞭专打前胸，

推门闭扇进两步，回马勾手拜太清，

挡手走势浑元功，顺势单鞭前后分；

高探马推窗望月，卷地锦搂打腾枫，

右拍脚天下莫敌，左拍脚叫人胆惊；

埋伏势石郎反撞，左右蹬誓不容情；

打腾枫滚手栽捶，拗单鞭丁盖冲锋；

巧女认针右转身，推窗望月拗步跟，

春风摆柳双打虎，道人何时被虎惊，

左掤拈，右掤拈，怀申抱月龙虎藏，

白鹅朝凤双展翅，甩手走势三花聚，

玉女穿梭走四角，除符阳火育精气；

上步掤拈暗击捶，进步滚手进栽捶：

踩腿转身回马腿，拳谱记载连环腿；

左右展翅凤朝阳，五气朝元性宫安；

双托掌纵步拈拳，连环炮右右击肘；

双撑掌狮子抖毛，入气穴调息存生；

两辰相移去心火，回身秦王大立碑；

掘地龙金鸡独立，龙转身白蛇吐信；

叶底藏花紧随跟，黄蜂出洞刺前心；

怀中抱月打腾枫，甩手走势龙戏凤；

转身腾枫魁戏斗，青龙探爪狮张口；

转身挂面腾凤势，狮撞金门踪步跟，

撞腿跺脚金钢捶，十字闯膀冲炮追；

转身猴王来坐殿，回身提膝拴马势；

双峰贯耳应二次，插花盖顶右右蹬；

搂打腾枫分左右，上步七星拗步进；

顺手单鞭冲天炮，返身连环掌变拳；

穿掌转身双摆莲，窝弓待虎击胸前；

左右推移润成丹，行气有如九曲珠；

气宜鼓荡托衣势，海东飞采献三元；

练罢六路子午拳，玄根九转势还原。

- 电子书拓展
- 中医学解析
- 傅山书法册
- 傅山画作集

扫码领取

三、《傅拳图》五十七宗

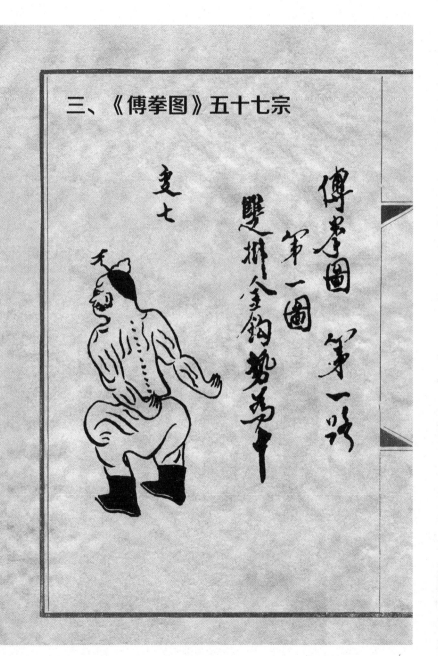

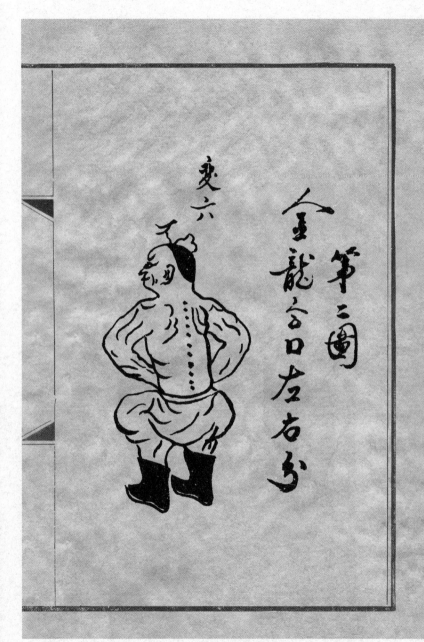

金龙合口左右分

第二图

变六

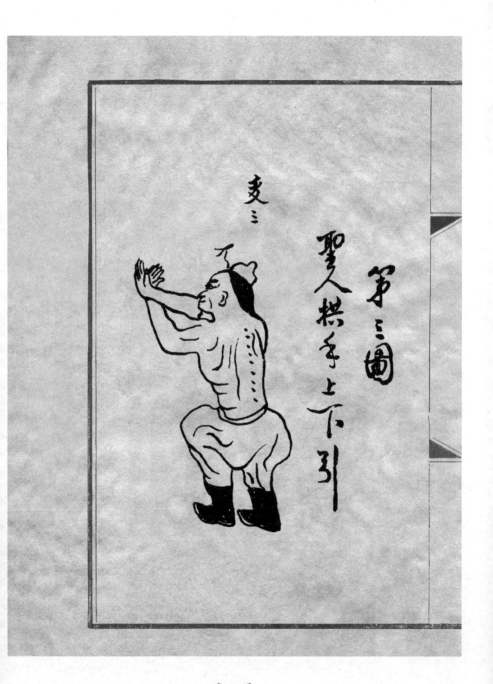

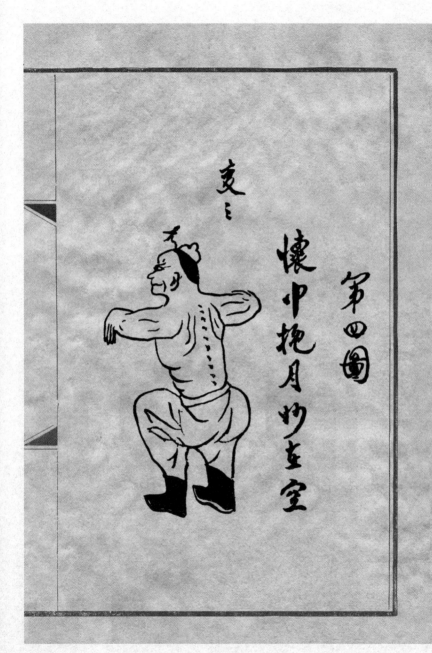

亥之

第四圖

懷中抱月妙並空

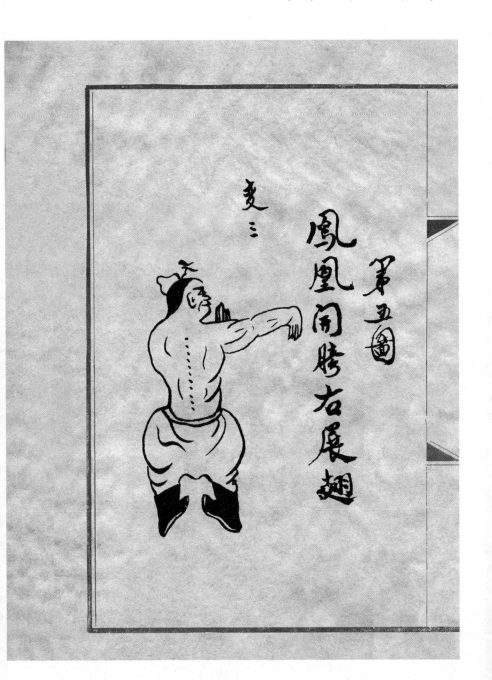

变三

凤凰开膀右展翅

第五图

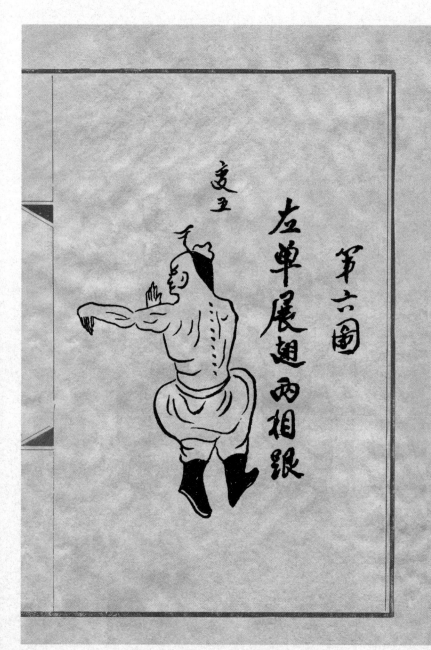

第六图

左单展翅两相跟

变五

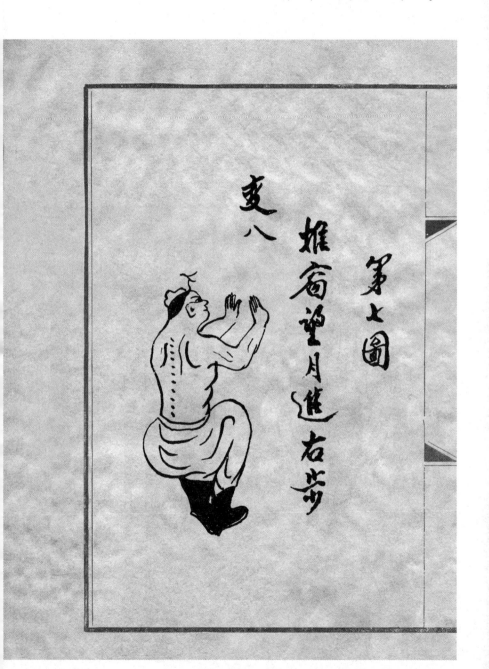

变八

堆窗望月進右步

第七圖

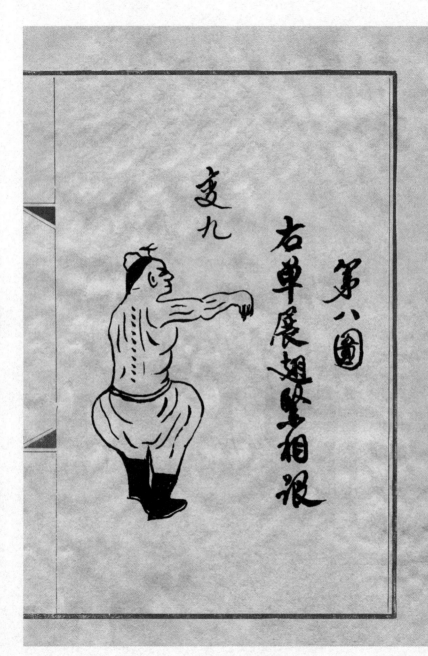

变九

第八圖 右单展翅及坚相狠

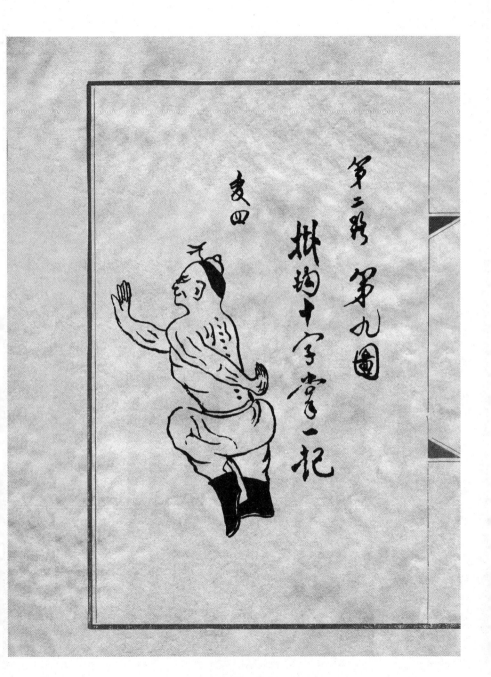

第二路 第九圖

掛鈎十字掌一把

变四

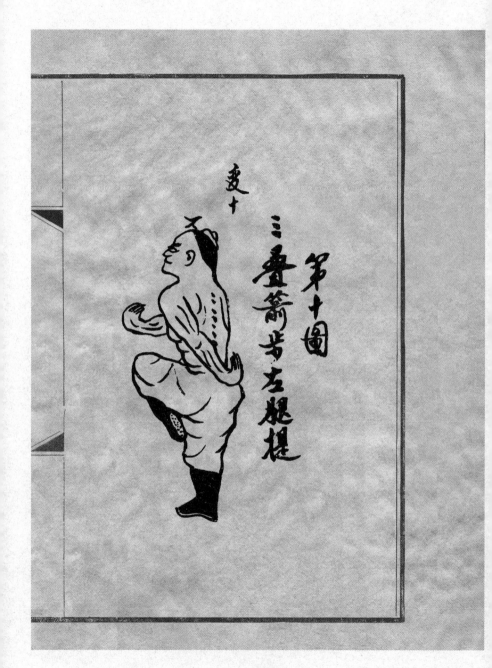

第十圖 三叠箭步左腿提

变十

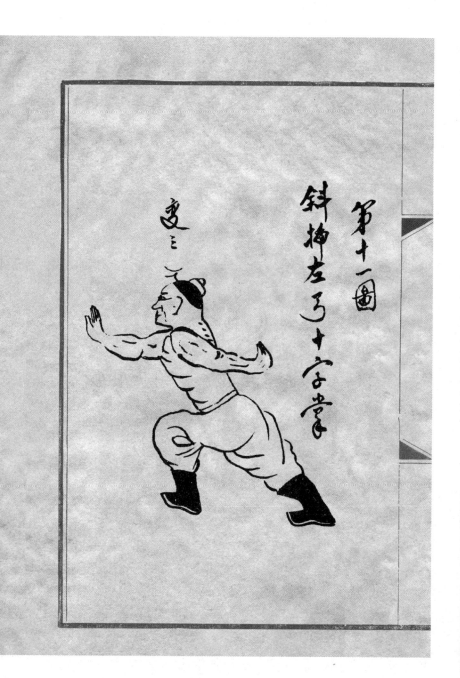

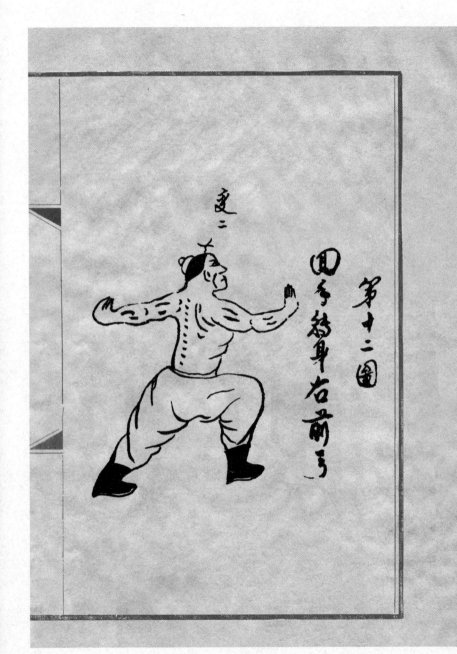

变二

第十二图

四平翻身右前弓

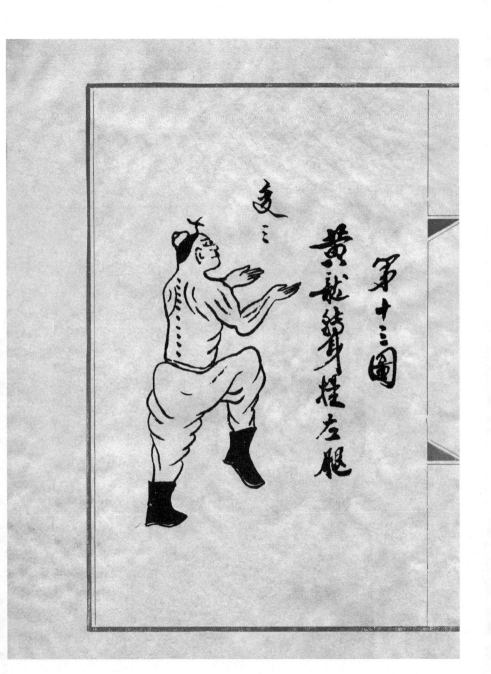

第十三圖

黃龍縮身程左腿

叉三

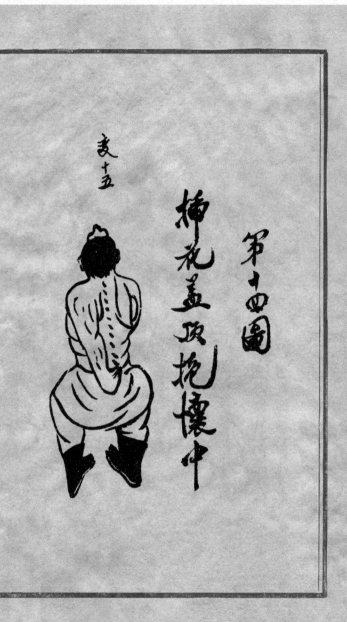

表十五

第十四圖　梅花盖顶抱怀中

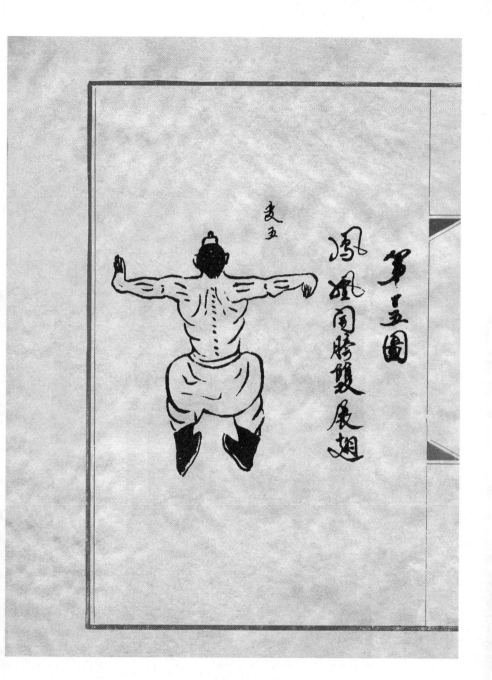

第十五圖

鳳凰開膀臂展翅

麥五

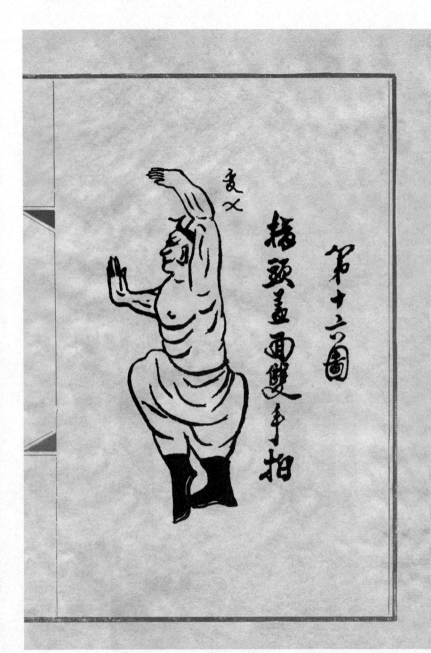

第十二图

搭頭盖頂雙手拍

变义

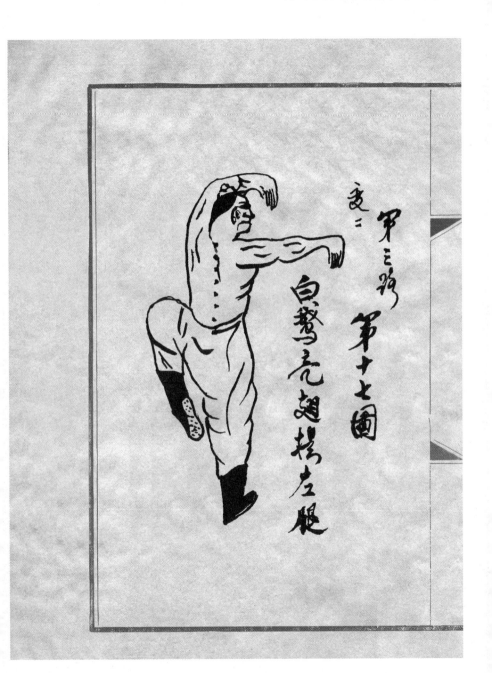

变二 第三势 第十七图 白鹭亮翅扬左腿

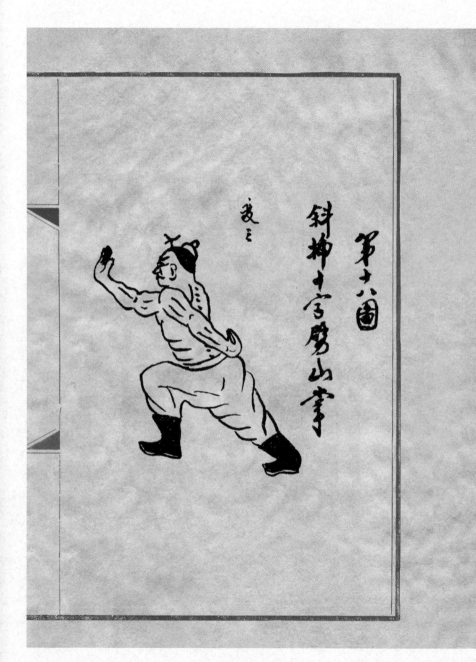

第十八圖
斜柳十字劈山拳

变三

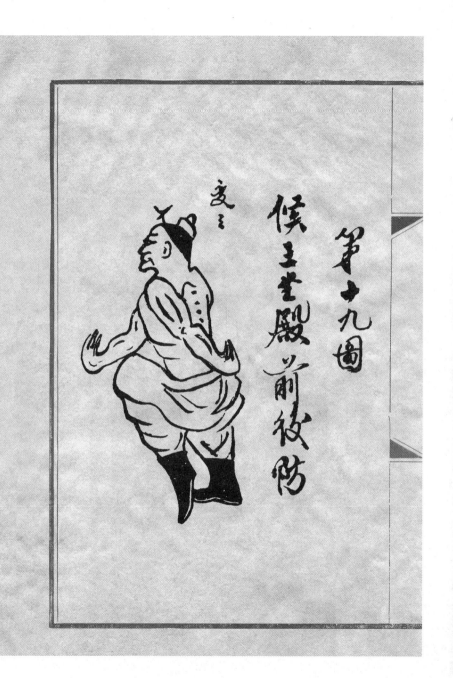

第十九图 候王堂殿□前後防

亥之

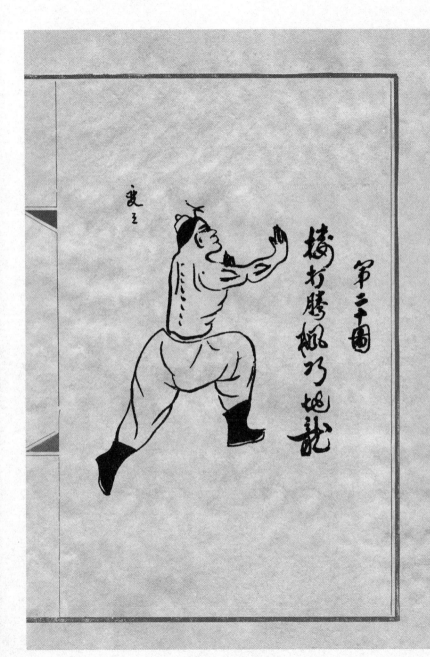

变式

第二十图

搂打膝枫乃地龙

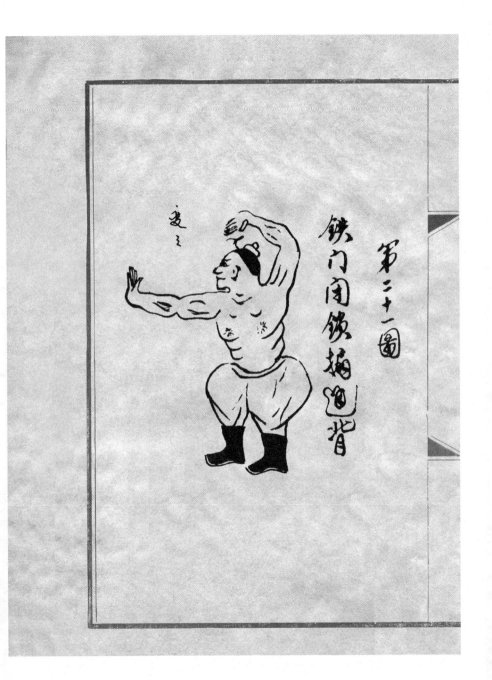

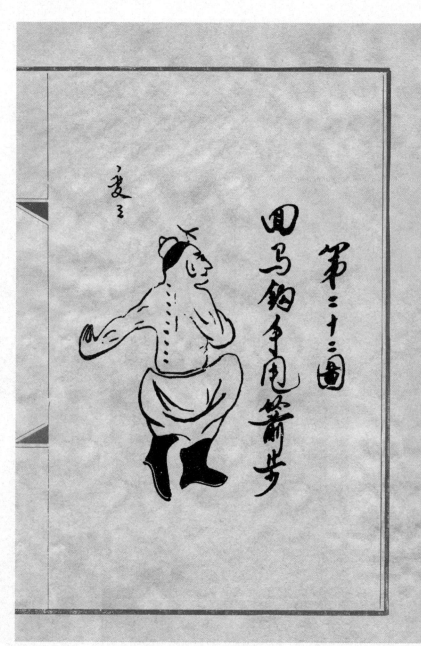

第三十二图

四马钩手甩箭步

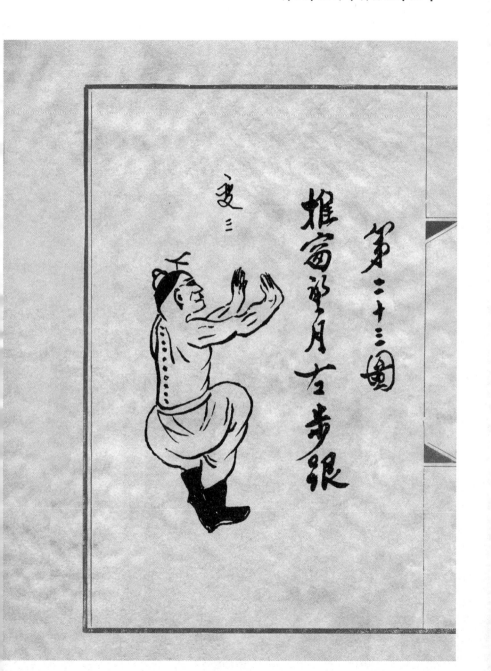

第二十三圖

推窗望月右步跟

变三

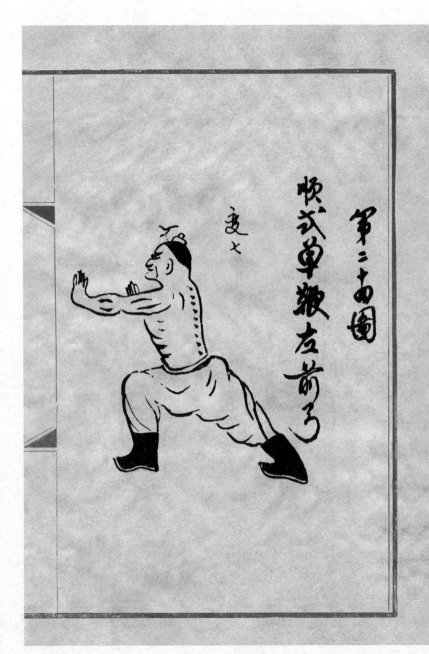

第三十四图

顺式单鞭左前弓

变七

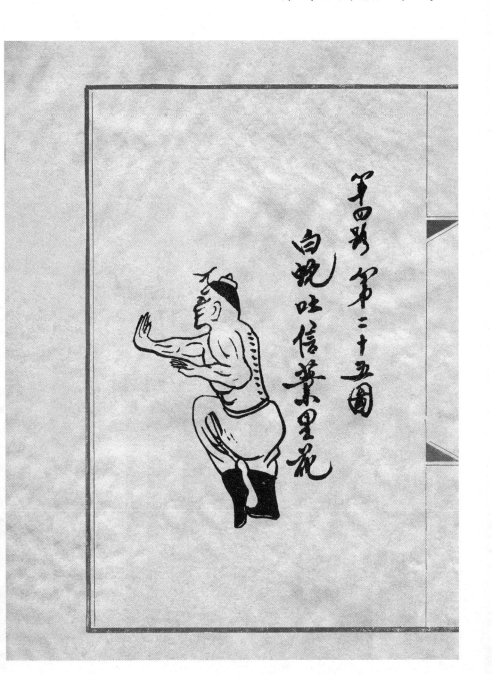

第四势 第三十五图 白蛇吐信叶里花

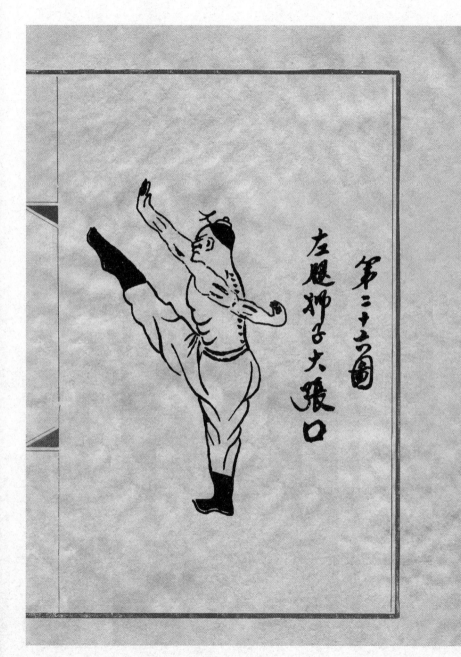

第三十二圖

左腿獅子大張口

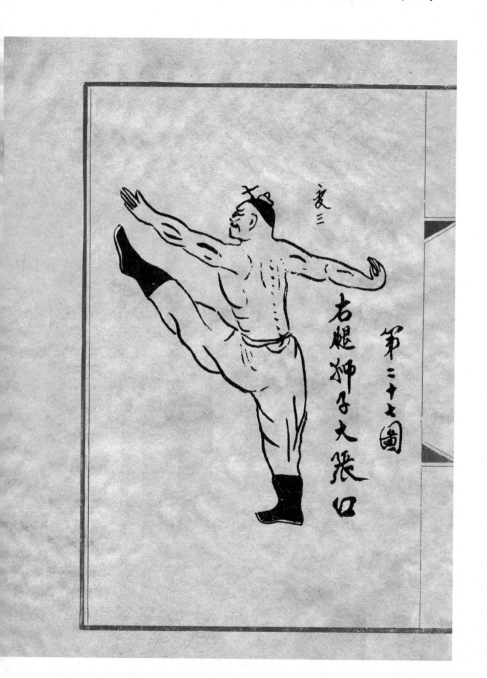

亥三

右腿狮子大张口

第二十七圖

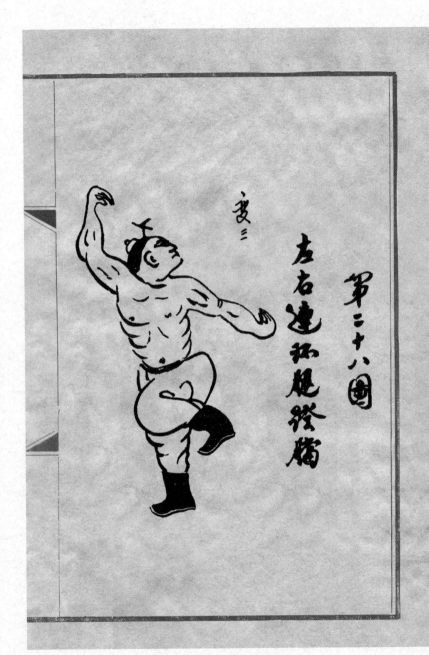

第三十八图

左右连扣腿蹬腿

变三

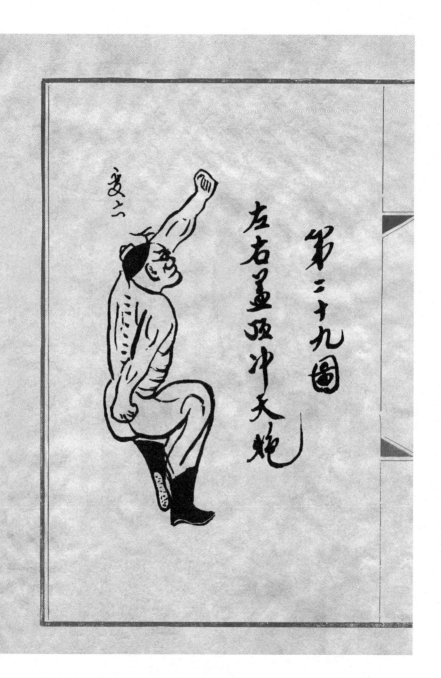

变六

左右盖顶冲天炮

第二十九图

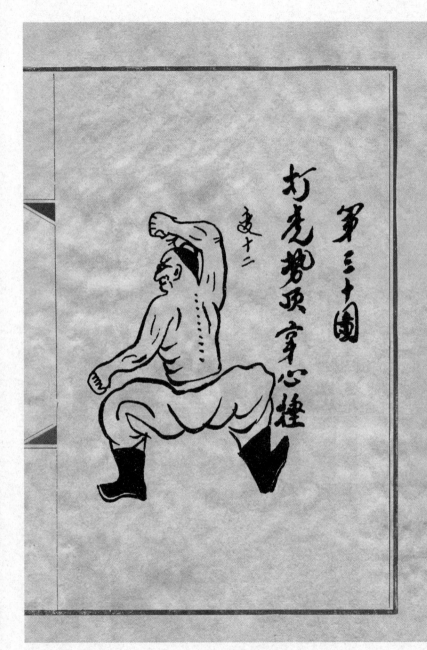

第三十图

打老势顶穿心捶

反十二

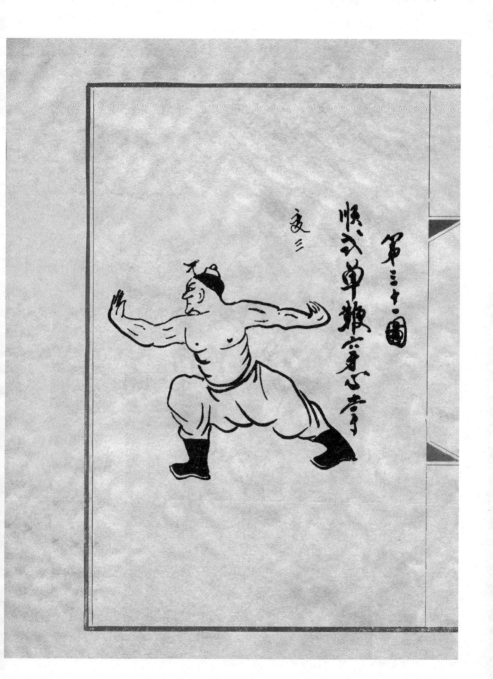

第三十一圖

順式單鞭穿身心掌

夜三

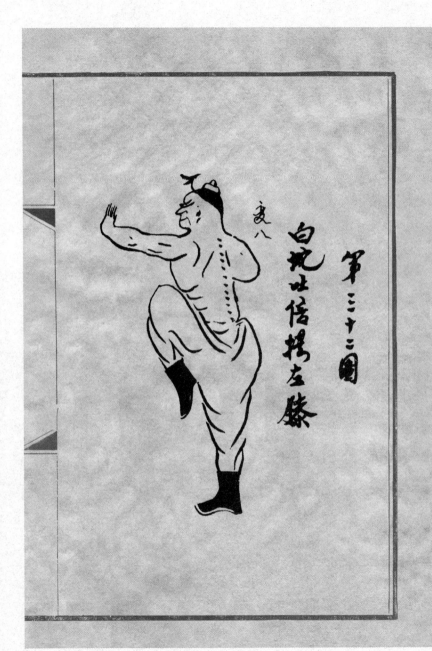

变八

白虎吐信揭左膝

第三十二图

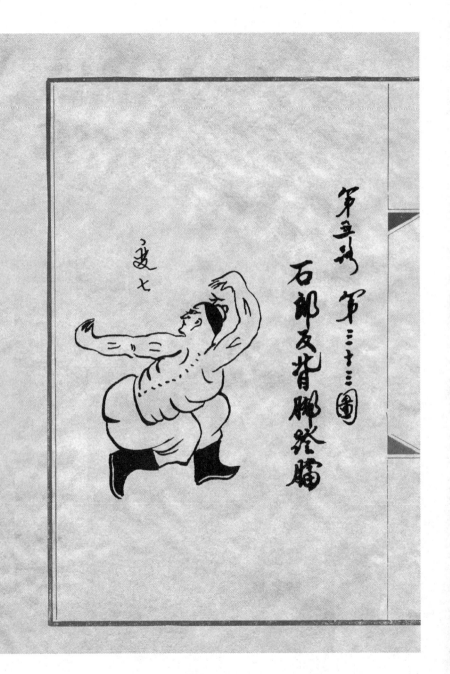

第五势　第三十三图
石郎反背脚登牌

变七

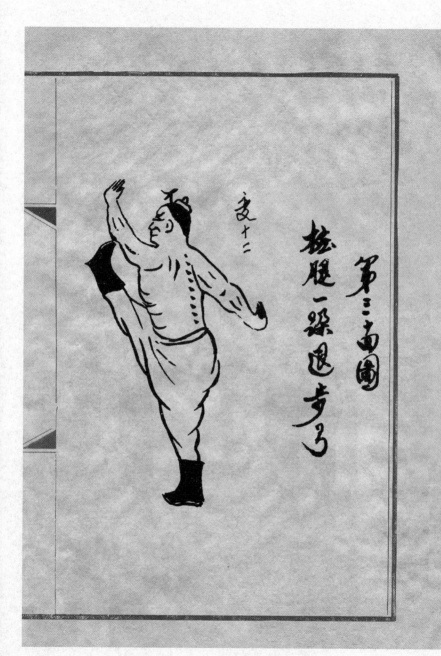

第三面图

扳腿一躲退步弓

亥十二

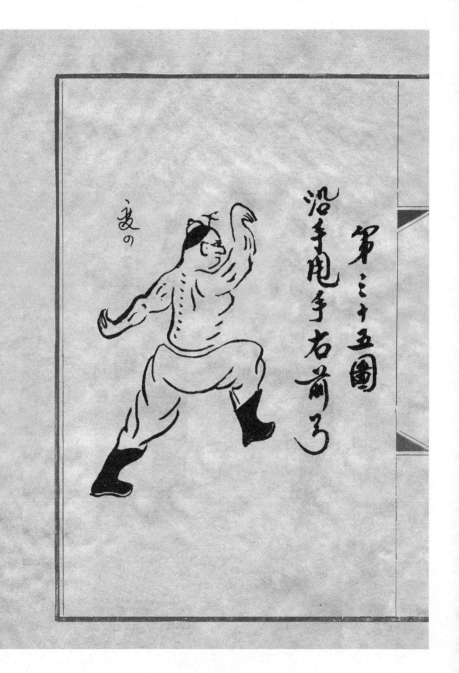

第三十五圖

沿手甩手右前弓

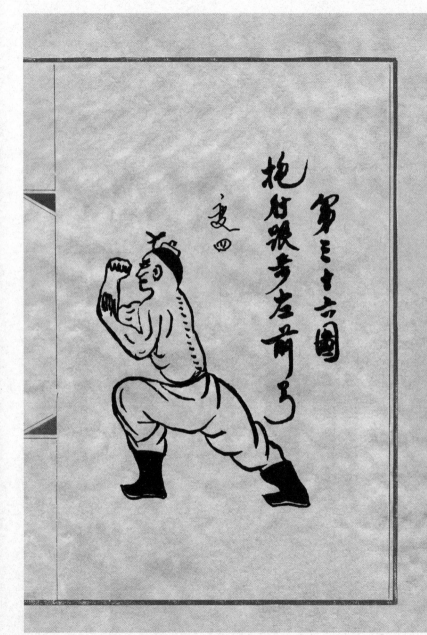

第三十六圖

抱肚娘步左前弓

變四

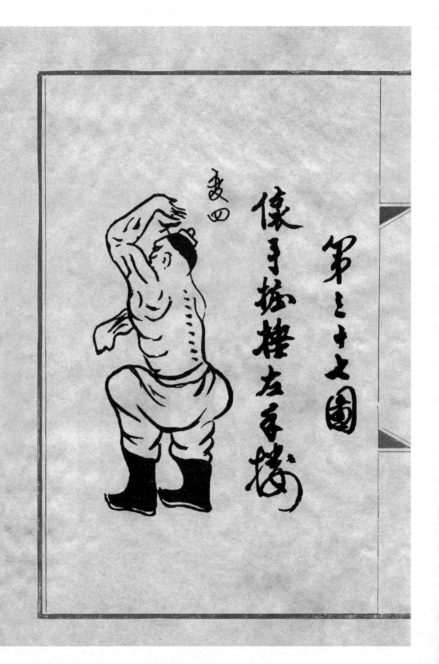

第三十七圖

偃手掘槌左手搖

变四

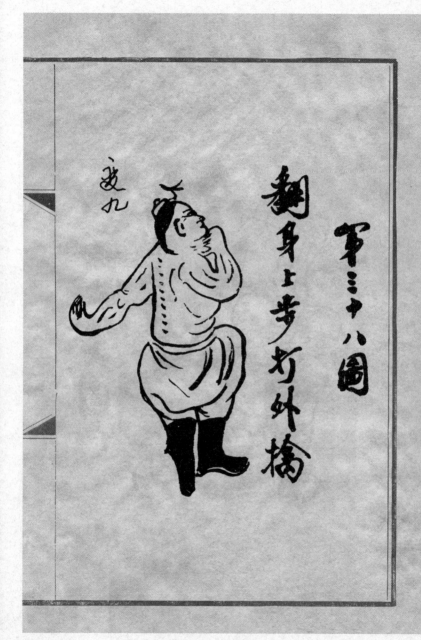

变九

第三十八图

翻身上步打外摑

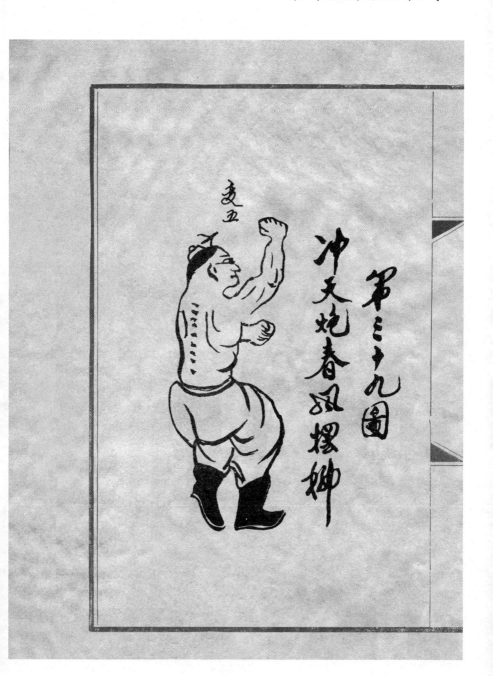

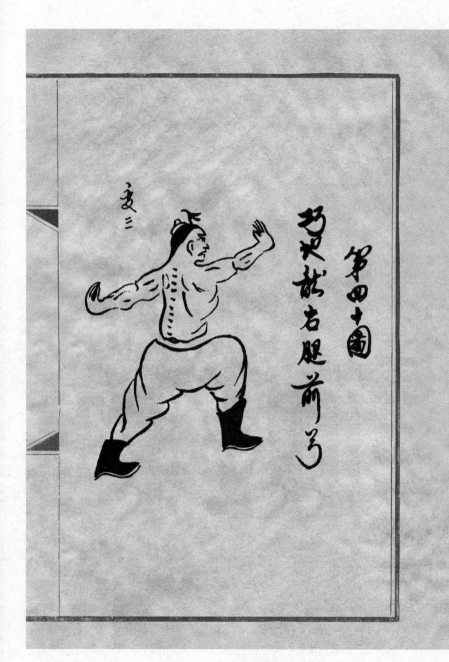

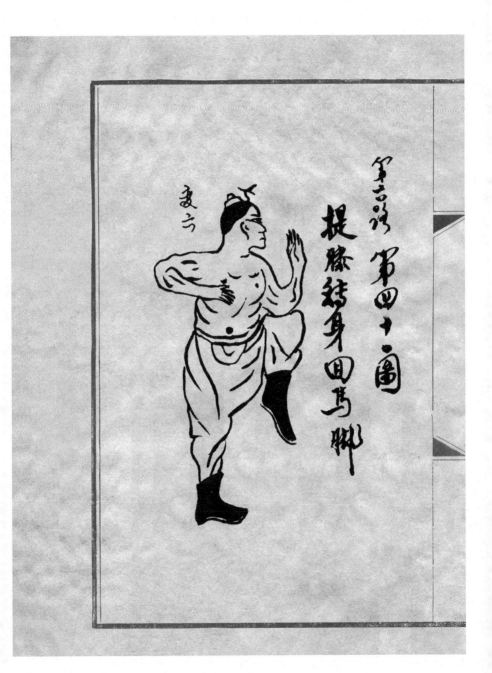

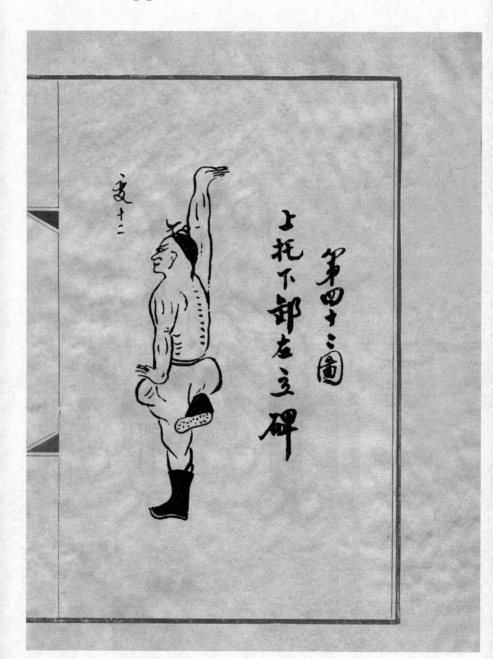

上托下蹈左立碑

第四十三图

变
十二

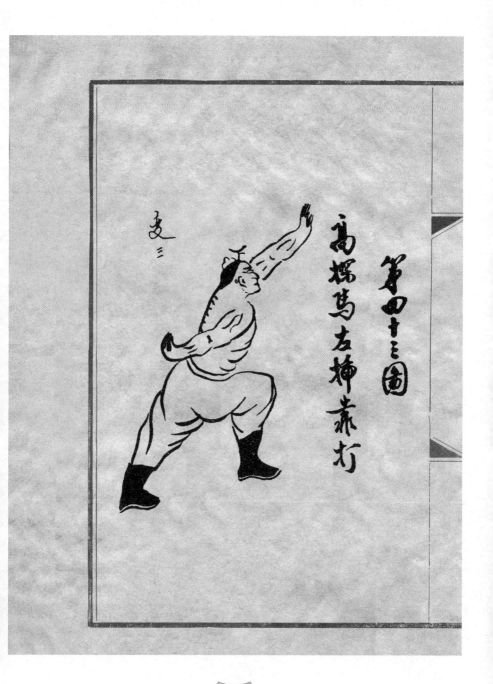

第四十三圖

高探馬左撺兼打

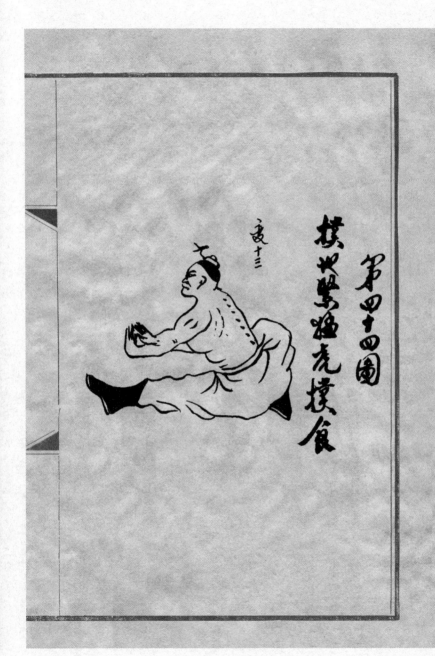

第四十四圖

摸盥婆虎摸食

夏十三

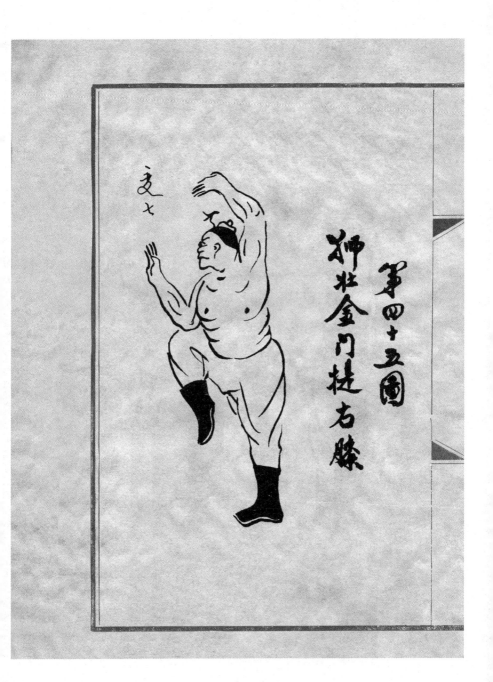

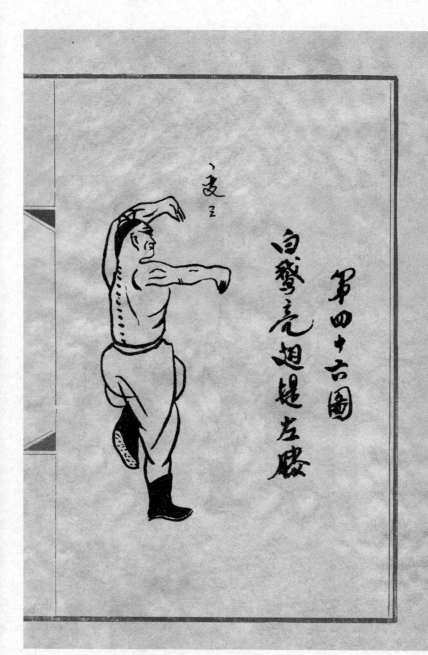

第四十六圖　白鶴亮翅提左膝

退
之

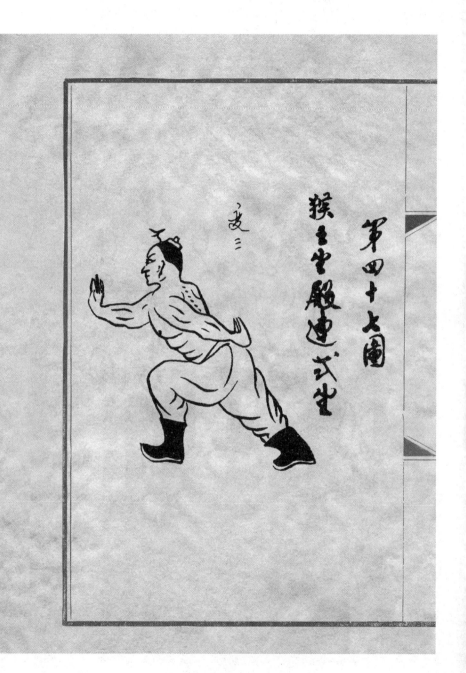

第四十七圖　猴幸坐殿連式坐

变三

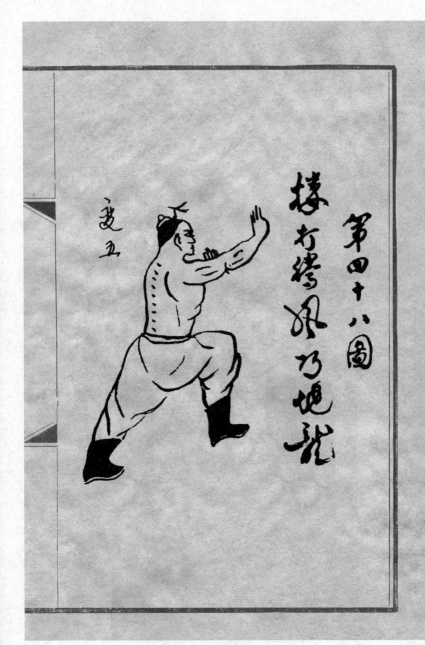

第四十八圖

摟方撑風乃地龍

變五

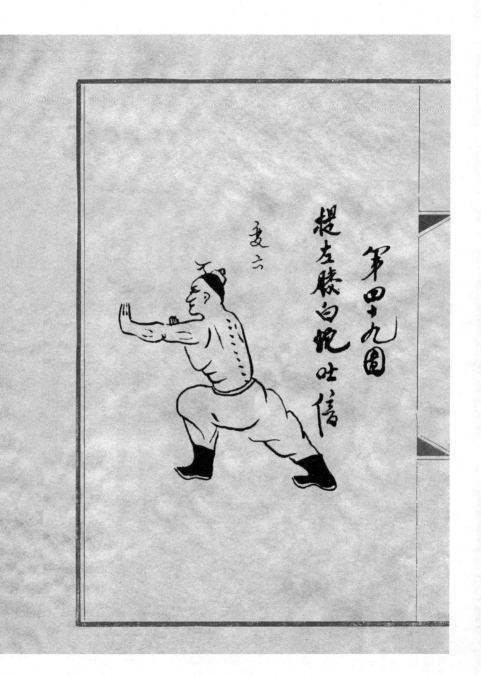

第四十九图

提左膝白蛇吐信

变六

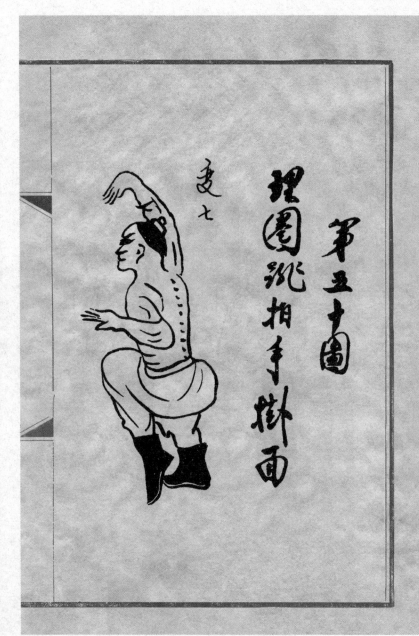

第五十圖

理圓跳相手撳面

变七

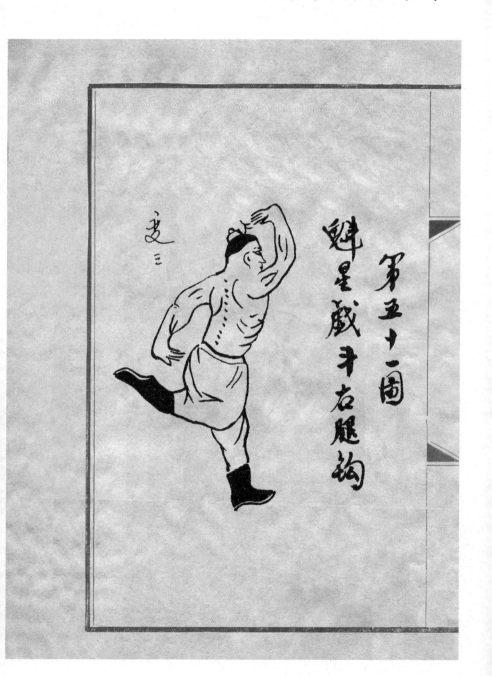

第五十一图

魁星戴斗右腿钩

变三

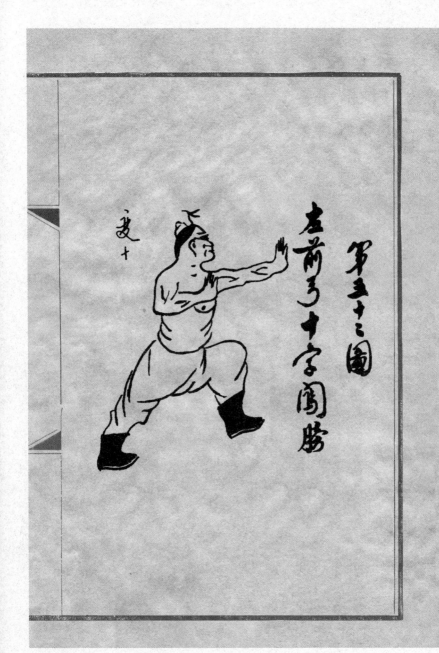

第五十三图

左前弓十字闯膀

变十

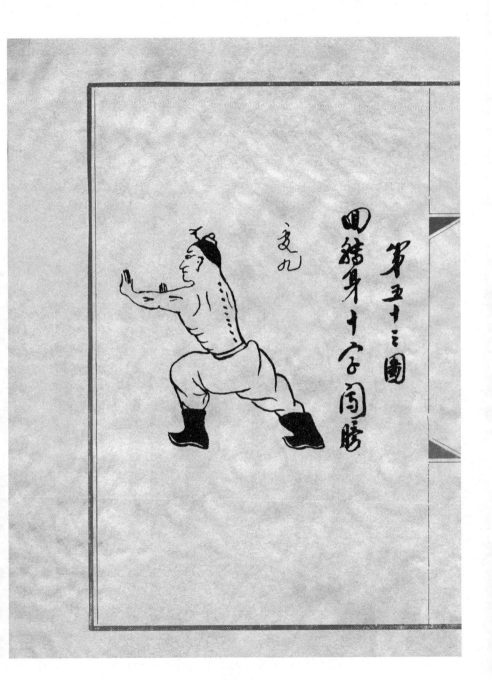

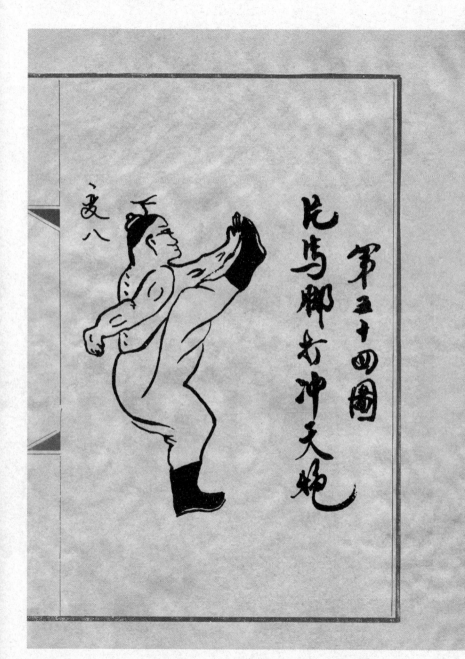

第三十四圖

比馬鄉左沖天炮

变八

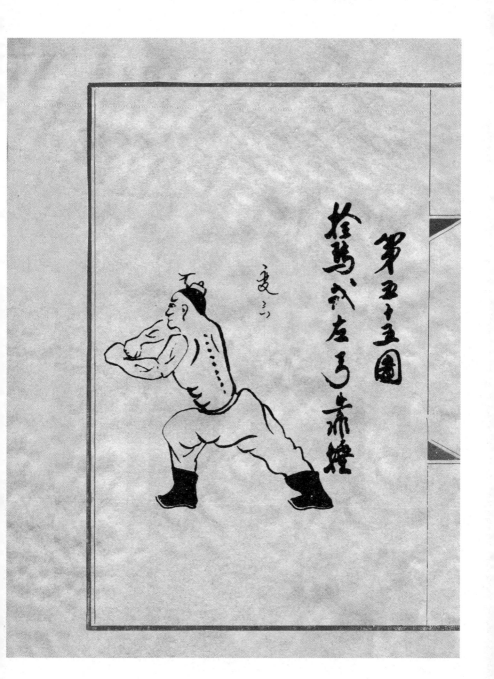

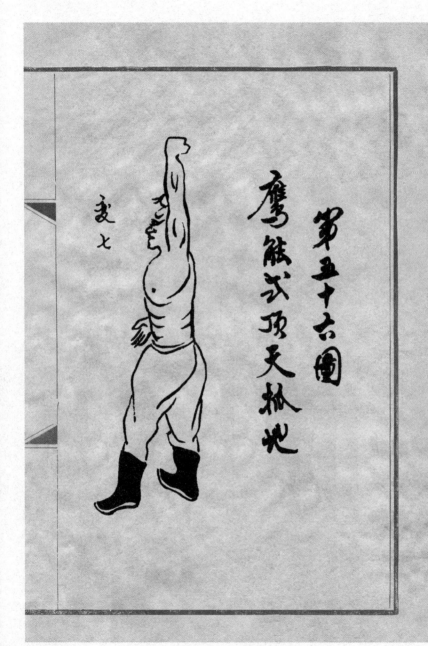

第五十六圖

鷹熊式頂天抓地

麦七

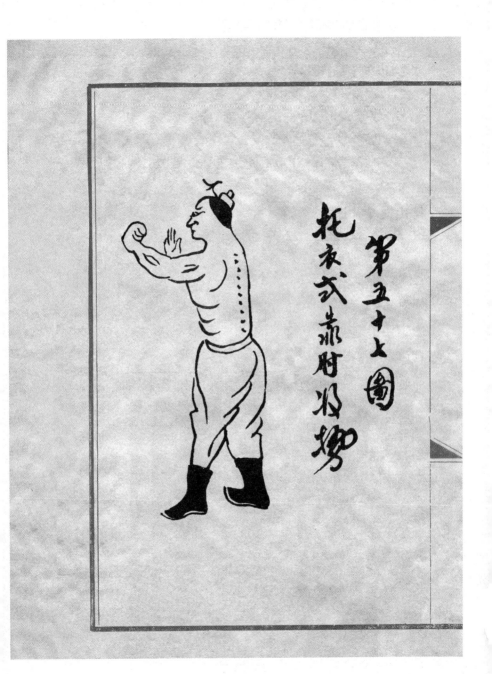

第五十七圖

托衣武兼肘折势

图书在版编目（CIP）数据

傅山医学补遗/（清）傅山辑录；李树德校考. —
太原：山西科学技术出版社，2023.3
ISBN 978-7-5377-6239-7

Ⅰ.①傅… Ⅱ.①傅… ②李… Ⅲ.①中医临床—研
究—中国—清代 Ⅳ.① R24

中国版本图书馆 CIP 数据核字（2022）第 226503 号

傅山医学补遗
FUSHAN YIXUE BUYI

出 版 人	阎文凯
辑　　录	清·傅山
校　　考	李树德
策 划 编 辑	翟　昕
责 任 编 辑	杨兴华
助 理 编 辑	文世虹
封 面 设 计	杨宇光

出 版 发 行　山西出版传媒集团·山西科学技术出版社
　　　　　　　地址：太原市建设南路 21 号　邮编　030012
编辑部电话　0351-4922078
发行部电话　0351-4922121
经　　销　各地新华书店
印　　刷　山西基因包装印刷科技股份有限公司

开　本	880mm×1230mm　1/32
印　张	7.5
字　数	138 千字
版　次	2023 年 3 月第 1 版
印　次	2023 年 3 月山西第 1 次印刷
书　号	ISBN 978-7-5377-6239-7
定　价	36.00 元